LES ACTUALITÉS MÉDICALES

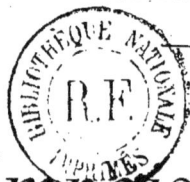

Les

Empoisonnements

alimentaires

LES ACTUALITÉS MÉDICALES

Collection de volumes in-16, de 96 pages, cartonnés. Chaque volume : 1 fr. 50.

Diagnostic des Maladies de la Moelle, par le Pʳ Grasset, 3ᵉ *édition*.
Diagnostic des Maladies de l'Encéphale, par le Pʳ Grasset, 2ᵉ *édition*.
L'Artériosclérose et son traitement, par le Dʳ Gouget.
La Cure de Déchloruration, par les Dʳˢ F. Widal et Javal.
Le Rein mobile, par le Dʳ Legueu, agrégé à la Faculté de Paris.
Mouches et Choléra, par le Pʳ Chantemesse et le Dʳ Borel.
Moustiques et Fièvre jaune, par le Pʳ Chantemesse et le Dʳ Borel.
Le Diabète, par le Pʳ Lépine, 2 vol.
Le Cytodiagnostic, par le Dʳ Marcel Labbé, agrégé à la Faculté de Paris.
Le Sang, par le Dʳ Marcel Labbé, agrégé à la Faculté de Paris.
L'Appendicite, par le Dʳ Aug. Broca, agrégé à la Faculté de Paris.
Diagnostic de l'Appendicite, par le Dʳ Auvray, agrégé à la Faculté de Paris.
Les Rayons de Röntgen et le Diagnostic des Maladies, par le Dʳ A. Béclère, médecin de l'hôpital Saint-Antoine, 3 vol.
La Radiographie et la Radioscopie cliniques, par le Dʳ L.-R. Regnier.
La Mécanothérapie, par le Dʳ L.-R. Regnier.
Radiothérapie et Photothérapie, par le Dʳ L.-R. Regnier.
Cancer et Tuberculose, par le Dʳ Claude, agrégé à la Faculté de Paris.
La Diphtérie, par les Dʳˢ H. Barbier, médecin des hôpitaux, et G. Ulmann.
Le Traitement de la syphilis, par le Dʳ Emery, 2ᵉ *édition*.
Les Myélites syphilitiques, par le Dʳ Gilles de la Tourette.
Le Traitement de l'Épilepsie, par le Dʳ Gilles de la Tourette.
La Psychologie du Rêve, par Vaschide et Piéron.
Les Régénérations d'organes, par le Dʳ P. Carnot, agrégé à la Faculté.
Le Tétanos, par les Dʳˢ J. Courmont et M. Doyon.
Les Albuminuries curables, par le Dʳ J. Teissier, Pʳ à la Faculté de Lyon.
Thérapeutique oculaire, par le Dʳ F. Terrien.
La Fatigue oculaire, par le Dʳ Dor.
Les Auto-intoxications de la grossesse, par le Dʳ Bouffe de Saint-Blaise, accoucheur des hôpitaux de Paris.
Le Rhume des Foins, par le Dʳ Garel, médecin des hôpitaux de Lyon.
Le Rhumatisme articulaire aigu en bactériologie, par les Dʳˢ Triboulet, médecin des hôpitaux, et Coyon.
Le Pneumocoque, par le Dʳ Lippmann.
Les Enfants retardataires, par le Dʳ Apert, médecin des hôpitaux.
La Goutte et son traitement, par le Dʳ Apert, médecin des hôpitaux.
Les Oxydations de l'Organisme, par les Dʳˢ Enriquez et Sicard.
Les Maladies du Cuir chevelu, par le Dʳ Gastou, 2ᵉ *édition*.
Les Dilatations de l'Estomac, par le Dʳ René Gaultier, chef de clinique.
La Démence précoce, par les Dʳˢ Deny et Roy.
Les Folies intermittentes, par les Dʳˢ Deny et P. Camus.
Chirurgie intestinale d'urgence, par le Dʳ Mouchet.
Le Cloisonnement vésical et la Division des urines, par le Dʳ Cathelin.
Le Traitement de la Constipation, par le Dʳ Froussard, 2ᵉ *édition*.
Le Canal vagino-péritonéal, par le Dʳ P. Villemin, chirurgien des hôpitaux.
La Médication phosphorée, par H. Labbé.
La Médication surrénale, par les Dʳˢ Oppenheim et Lœper.
Les Médications préventives, par le Dʳ Nattan-Larrier.
La Protection de la Santé publique, par le Dʳ Mosny.
L'Odorat et ses Troubles, par le Dʳ Collet, professeur à la Faculté de Lyon.
Traitement chirurgical des Néphrites médicales, par le Dʳ Pousson.
Les Rayons N et les Rayons N₁, par le Dʳ Bordier.
Trachéobronchoscopie et Œsophagoscopie, par le Dʳ Guisez.
Le Traitement de la Surdité, par le Dʳ Chavanne.
Technique de l'exploration du Tube digestif, par le Dʳ René Gaultier.
Calculs biliaires et Pancréatites, par le Dʳ René Gaultier.
La Technique histo-bactériologique moderne, par le Dʳ Lefas.
L'Obésité et son traitement, par le Dʳ Le Noir.
Les Thérapeutiques récentes dans les Maladies nerveuses, par les Dʳˢ Lannois et Porot.
L'Ionothérapie électrique, par les Dʳˢ Delherm et Laquerrière.
Les Médications nouvelles en obstétrique, par le Dʳ Keim.
La Syphilis de la Moelle, par le Pʳ Gilbert et le Dʳ Lion.
Les États neurasthéniques, par le Dʳ André Riche.
Les Accidents du travail, par le Dʳ Georges Brouardel, 2ᵉ *édition*.
Syphilis et Cancer, par le Dʳ Horand.
L'Alimentation des enfants malades, par le Dʳ Péhu.
La Diathèse urique, par le Dʳ Henry Labbé.
La Radioscopie clinique de l'estomac, par les Dʳˢ Cerné et Delaforge.

3821-08. — Corbeil. Imprimerie Crété.

Les

Empoisonnements alimentaires

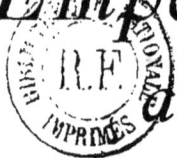

VIANDE, CRÈMES, LÉGUMES, ETC.

P A R

Le Dʳ E. SACQUÉPÉE

Professeur agrégé au Val-de-Grâce.

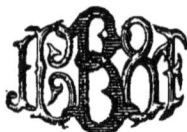

PARIS

LIBRAIRIE J.-B. BAILLIÈRE ET FILS

19, RUE HAUTEFEUILLE, 19

1909

LES

EMPOISONNEMENTS ALIMENTAIRES

I. — CONSIDÉRATIONS GÉNÉRALES

Rien n'est plus difficile que de donner une bonne définition ;
la difficulté augmente encore quand on s'aperçoit que les mots
ne répondent plus à la réalité. Il en est ainsi de l'expression
« *empoisonnements alimentaires* », devenue depuis longtemps
classique et d'usage courant dans le langage médical ; en réalité, les recherches modernes ont montré que sous cette dé-
nomination on fait rentrer des accidents de causes variées,
provoqués les uns par des intoxications, d'autres par des toxi-
infections microbiennes, d'autres encore par des infections.
Mais il faut accepter néanmoins l'expression classique, parce
que classique, et malgré qu'elle se trouve être manifestement
erronée.

Ces réserves faites, *on peut considérer comme empoisonnements alimentaires des accidents d'apparence toxique, éveillant
l'idée d'une intoxication d'ordre chimique, consécutifs à l'ingestion d'un aliment, et sans que l'expertise permette de déceler
dans cet aliment la présence d'un poison chimique nettement
défini.* Cette définition, inévitablement imparfaite et en partie
négative, suffit néanmoins à délimiter le cadre du sujet ; elle
élimine ce qui a trait à la tuberculose, à la morve, au
charbon, aux maladies parasitaires (ténias, etc.), de même que
les empoisonnements d'ordre chimique (par l'arsenic, le
plomb, etc.) accidentels ou criminels.

Il n'est pas douteux que de semblables intoxications ont
existé de tout temps ; mais leur physionomie clinique n'a guère

commencé à se dégager qu'il y a environ un siècle. Dès cette
époque, les médecins de l'Allemagne du Sud (Saxe et Wur-
temberg) attiraient l'attention sur certains accidents consécutifs à l'ingestion de saucissons (*Wustvergiftung*, empoisonnement par les saucisses). Depuis lors, de très nombreux épisodes analogues ont été observés dans tous les pays : on en trou-
vera un grand nombre relatés dans l'ouvrage bien connu de
Polin et Labit (1). Au cours de ces dernières années, on les signale de plus en plus fréquemment : augmentent-ils réellement ?
C'est possible, mais nullement certain, les progrès incessants
de l'hygiène publique ayant eu naturellement pour effet de
les mettre plus facilement en lumière.

Il s'en faut de beaucoup d'ailleurs que la littérature médicale
des divers pays soit également riche à leur sujet. Ce sont surtout les auteurs belges et allemands qui les ont étudiés, et de
fait la Belgique et l'Allemagne paraissent bien être les terrains
de prédilection des intoxications alimentaires. En Allemagne,
Ostertag relate 55 épidémies de 1880 à 1894, avec 2700 cas et
32 décès ; dans l'armée allemande, la statistique médicale fait
mention de 1 857 cas avec 3 décès pour les années 1889 à 1903 (2).
En Belgique, de 1896 à 1901, Van Ermengem et de Nobelé ne
relatent pas moins de 8 épidémies sévères. En Angleterre, Bal-
lard signale 14 épidémies, et Durham put en observer 4 en
l'espace de deux années.

En France, dans la population civile, on trouve relatés un
nombre restreint d'accidents, auxquels nous ferons allusion
plus loin. Dans l'armée, leur chiffre est proportionnellement
beaucoup plus élevé ; de 1886 à 1905, la statistique médicale
et divers documents épars accusent 1 804 cas avec 5 décès (2).
Il ne faut d'ailleurs pas s'illusionner sur cette prédominance
relative des accidents dans la population militaire, prédominance plus apparente que réelle : dans l'armée, l'origine alimentaire des accidents est facilement reconnue et l'attention

(1) POLIN et LABIT, Les empoisonnements alimentaires. Paris,
1890.
(2) E. SACQUÉPÉE, Empoisonnements alimentaires dans les armées.
Rapport au Congrès d'hygiène de Berlin, octobre 1907.

est nécessairement attirée sur eux, parce que les atteintes sont inévitablement nombreuses, uniformes et simultanées, parce qu'elles apportent un eentrave brusque au service, parce qu'un même médecin peut voir tous les malades; il faut ajouter que, pour des raisons diverses, ces mécomptes trouvent souvent au dehors un écho toujours légitime, mais parfois excessif. Au contraire, dans la population civile, l'attention n'est éveillée qu'à propos d'accidents graves ou mortels, dont la cause n'est pas toujours facilement reconnue, en raison de la diversité des symptômes (liée aux modes différents de préparation culinaire, à la date variable de l'ingestion, etc.), de l'éloignement habituel des victimes, et d'autres causes que chacun peut imaginer. A défaut de chiffres précis, rappelons simplement les épidémies récemment décrites par Polin et Labit à Lille, Armentières, Cosne et au camp d'Avord; par Pottevin, à Graville (Manche); par Sergent, Netter et Ribadeau-Dumas à Paris; par Darde et Viger à Abbeville, Quéant et Souchez; par Le Clerc à Saint-Lô; par Boyer à Villeurbanne; par Sergeant à Linselles et au Bizet (Nord), etc. Pour ma part, en trois ans, j'ai eu connaissance de quatre épidémies, survenues dans des milieux très différents; deux d'entre elles ont pu être spécifiées au point de vue étiologique. Un peu partout, on a également décrit des empoisonnements par des crèmes diverses; il en sera question plus loin. Au fond, ces accidents sont de tous les jours; seulement ils passent presque constamment inaperçus, ou tout au moins ne sont pas relatés scientifiquement, à moins que leur évidence et leur gravité ne soient suffisantes pour amener une instruction judiciaire. *Méconnues ou ignorées, les intoxications alimentaires sont en réalité d'une extrême fréquence.*

L'étude qui va être faite n'a pas la prétention de constituer une sorte de compendium des empoisonnements alimentaires. Je désire simplement mettre en lumière les faits actuellement bien étudiés, sans chercher à rapporter les épisodes si nombreux qui encombrent ce chapitre de la pathologie. Il me semble utile et profitable de faire connaître des documents précis et des constatations solidement assises, plutôt que d'aligner une série confuse de narrations intéressantes, mais pas toujours instructives (1).

Si nombreuses qu'elles soient, les intoxications alimentaires peuvent être rangées dans un nombre restreint de groupements. Leur mode de classification a d'ailleurs beaucoup varié : on a étudié les accidents provoqués par telle ou telle variété d'aliments, ou bien on a tenté de séparer les « viandes malades », les « viandes altérées », les aliments de conserve, etc. A l'heure actuelle, le moment me paraît venu de substituer à ces distinctions de hasard une classification basée sur l'étiologie, sur la cause même des accidents. Tous ou à peu près, on le verra, sont en effet d'origine microbienne ; dès lors, il est logique d'étudier tour à tour les accidents provoqués par chacun des germes éventuellement mis en cause. Cette classification étiologique est ici indispensable, car, sans gêner en rien la clinique, elle seule permet d'aborder avec fruit les problèmes d'hygiène publique qui se trouvent si souvent soulevés.

Il y a lieu de décrire, d'une part, les *accidents gastro-intestinaux*, d'autre part le *botulisme*. Les accidents gastro-intestinaux, à leur tour, comprendront les *intoxications par les salmonelloses* (bacille de Gärtner et ses alliés), par le *Proteus vulgaris*, par le *Bacterium coli*, l'*entérocoque*, etc.

(1) Consulter pour des détails complémentaires : POLIN et LABIT, *Loc. cit.* — DROUINEAU, Thèse de Lyon, 1893-1894. — SERGEANT, Thèse de Lyon, 1903-1904.

II. — INTOXICATIONS GASTRO-INTESTINALES

A. — EMPOISONNEMENTS PAR LES SALMONELLOSES
(VIANDES MALADES, VIANDES TRAVAILLÉES, GATEAUX A LA CRÈME. ETC.).

Le premier groupe comprend la grande majorité, les huit dixièmes au moins, des intoxications alimentaires aujourd'hui nettement spécifiées dans leur étiologie. Je retracerai brièvement leur histoire, en utilisant *exclusivement* les épisodes dans lesquels l'intervention d'une salmonella (*Bacillus enteritidis*) est établie d'une manière irréfutable.

Étude clinique. — Quel que soit l'aliment toxique, les allures cliniques des empoisonnements produits par les salmonelloses demeurent toujours sensiblement les mêmes.

Ils *débutent* peu de temps après le repas suspect, en moyenne dans les douze à trente-six heures, parfois plus tôt ou plus tard ; les limites extrêmes sont une heure (Fromme, Scheef) et quatre jours (Gœbel). Dans une même épidémie, les accidents peuvent apparaître à des dates assez variables suivant les sujets, de une ou deux heures à deux jours par exemple (Scheef), et les atteintes sont alors successives ; mais le plus souvent la période d'attente, ou mieux d'incubation, est à peu près la même pour tous : cinq à six heures (Curschmann, à König), trois à seize heures (Kœnsche), six à douze heures (Drigalski), vingt-quatre à trente heures (Gärtner, à Frankenhausen), de telle sorte qu'on assiste à une véritable explosion, souvent dramatique.

Le *nombre des victimes* varie suivant deux facteurs : la nature de l'aliment, son degré de toxicité. Quand il s'agit de saucissons, cervelas, etc., le nombre des consommateurs est faible (aliment généralement mangé en famille), et faible aussi le chiffre des victimes : on en compte 12 (Van Ermengem à Gand),

8 (Vagedes, Curschmann), 7 (Sergent, Levy et Fornet), etc. Si, au contraire, les intoxications sont dues à un aliment consommé par de nombreuses personnes, nombreuses sont également les victimes : les « viandes malades » déterminent 150 atteintes (Scheef), 100 (Hermann), 90 (Kutscher, Jacobson), etc. ; des légumes infectés provoquent 250 empoisonnements (Rolly). D'autre part, généralement tous les consommateurs ne sont pas malades ; un nombre plus ou moins grand d'entre eux échappent à l'intoxication. En moyenne on peut dire que le chiffre relatif des atteintes est proportionné à la gravité de l'épidémie ; c'est dans les plus graves qu'on trouve le moins de sujets réfractaires ; ainsi à H..., d'après Heller (1), il y a 36 consommateurs de « saucisson de foie » toxique, tous sont malades, 4 meurent ; à Sirault (Hainaut), d'après Herman (2), en octobre 1898, 100 malades sur 101 consommateurs de porc frais, déclaré sain à l'abattoir ; accidents cholériformes, 1 décès ; des chiens et des chats mangèrent des restes de viande et furent également empoisonnés. Inversement, Fischer (3) trouve 27 atteintes assez bénignes, sans décès, sur 50 personnes qui avaient mangé du bœuf de Haustedt ; et, sur 244 sujets qui ont fait usage de poulain malade, Gœbel (4) signale 58 atteintes bénignes, 1 décès. Dans l'ensemble, et par ces exemples qu'il serait facile de multiplier, on voit que, plus le chiffre relatif des victimes est élevé, plus grave est le décours clinique. Mais il ne faudrait pas transformer cette interprétation grossière des faits en une formule mathématique d'une inflexible régularité.

Quant aux symptômes observés, ils prédominent sur le tube digestif : *accidents gastro-intestinaux*, avec cette réserve toutefois que la *nature infectieuse* des accidents ne se laisse jamais

(1) HELLER, Bakt. Bef. bei einer Fleischvergiftungepidemie (*Centralbl. f. Bakter.*, Orig., 1907, V, 43).
(2) HERMAN, Intoxication carnée (*Arch. de méd. expér.*, 1899).
(3) Bernard FISCHER, Fleischvergiftung (*Zeitschr. f. Hyg.*, 1902).
(4) GŒBEL, Une épidémie d'intoxication alimentaire (*Ann. d'hyg. publique*, novembre 1907).

oublier; elle se traduit par des phénomènes généraux variables.

Les combinaisons diverses des troubles digestifs et des symptômes infectieux ont amené la plupart des auteurs à décrire trois formes essentielles :

Intoxications à forme de gastro-entérite simple;

Intoxications d'allures cholériformes ;

Intoxications à forme typhoïde ;

Comme je l'ai déjà indiqué ailleurs (1), cette classification est arbitraire, en ce sens qu'elle attribue aux accidents à forme typhoïde une importance numérique qui ne me paraît aucunement justifiée. Cette question se relie étroitement à celle plus générale de la « fièvre typhoïde d'origine alimentaire », dont je dirai quelques mots un peu plus loin (Voy. p. 59). Pour le moment, contentons-nous de dire que, dans le groupe de faits étudiés ici, le syndrome typhique se montre d'une très grande rareté.

La grande majorité des accidents, 80 p. 100 au moins, évoluent sous forme de gastro-entérite infectieuse. Dans son expression la plus anodine, elle se traduit simplement par un peu de céphalée, de fatigue générale et de diarrhée ; nombre de malades ne s'alitent même pas. Le plus souvent, l'atteinte est un peu plus sévère ; le début se fait par la sensation de fatigue, ou par le mal de tête, plus souvent par la diarrhée, les coliques ou les vomissements ; en tout cas, ces divers phénomènes sont habituels. Rapidement, en quelques heures, tous les symptômes sont apparus, les selles sont plus ou moins nombreuses, liquides, parfois brunâtres (Drigalski), verdâtres (Gärtner) et fétides (Uhlenluth) (2); elles s'accompagnent presque toujours de coliques, plus rarement de ténesme (Uhlenluth), l'association du ténesme, des coliques et des selles sanglantes réalisant un syndrome dysentériforme (Jacobson). Les vomissements, le plus souvent alimentaires ou muqueux,

---

(1) E. Sacquépée, Les intoxications alimentaires (*Gazette des hôpitaux*, 5 octobre 1907).

(2) Uhlenluth, Zur Kenntniss der Gastro-int. Fleischverg. (*Von Leuthold's Gedenkschrift*, 1906).

deviennent parfois sanglants (Gärtner, à Frankenhausen). Parmi les phénomènes généraux, il faut citer la céphalée, les frissons, la fatigue, souvent extraordinairement accusée, véritable parésie ; l'obnubilation, parfois même la prostration, exceptionnellement des douleurs dans les membres (Gärtner, Drigalski) ; la fièvre, généralement peu élevée, atteint parfois 40° (Gärtner), 40°,5 (Vagedes).

Ces accidents durent un temps variable, parfois deux ou trois jours, souvent huit jours ou plus, jusqu'à quatre semaines (Gärtner, Rocchi, etc.). Mais la convalescence est d'habitude longue et pénible, les malades demeurent fatigués pendant plusieurs jours ou plusieurs semaines, même dans les cas en apparence les plus bénins.

L'atteinte est-elle plus grave, c'est presque constamment l'allure du *choléra nostras* qu'elle va revêtir. Les selles, souvent aqueuses ou même riziformes, se renouvellent dix à trente fois dans les vingt-quatre heures, accompagnées de vomissements persistants ; le pouls petit et rapide, la pâleur du visage et l'anxiété, l'algidité périphérique, la tendance au collapsus, la prostration, les crampes évoquent le souvenir du choléra ; la température est variable, assez souvent au-dessous de la normale. Dans une observation de Tiberti (1), un jeune homme de dix-neuf ans, après avoir ingéré 60 grammes de saucisse toxique, est pris de vomissements, de diarrhée, accompagnés de céphalée, d'angor, de dyspnée, d'anurie ; le pouls est filiforme ; on note en outre du myosis, de la déviation conjuguée des yeux ; le sujet succombe en quarante heures.

Plus nette encore, l'observation de Van Ermengem (2) : à Gand, un inspecteur des abattoirs mange, le 26 octobre, trois rondelles de saucisson toxique ; le 27, il se plaint de vomissements et de diarrhée, avec fièvre ; les selles sont brunâtres ; le 29, on constate de l'anxiété, de la mydriase, l'urine est brunâtre ; le 30, apparaissent l'algidité, l'aphonie, l'incontinence

(1) TIBERTI, *Zeitschr. f. Hygiene*, 1908, V, 60.
(2) VAN ERMENGEM, Sur des cas d'accidents alimentaires (*Revue d'hyg.*, 1897).

du sphincter anal, l'anurie, l'hypothermie (35°,5) ; collapsus
le 31, mort dans la nuit. Il faut citer enfin une observation de
Sergent (1) : après l'ingestion de pâté de galantine à la gelée,
« dès la dixième heure le malade fut pris de vomissements
violents et répétés, bientôt suivis de selles profuses ; il eut
près de cinquante selles durant la première nuit ; le lendemain
matin... il était dans un état des plus alarmant ; cet état cholériforme se prolongea trois jours,... les selles continrent plusieurs
fois du sang, le pouls resta petit et la température basse ; le
moindre mouvement un peu brusque provoquait une syncope...
Le quatrième jour survint la réaction fébrile, la température
atteignit 39° ; elle se maintint entre 39°,5 et 39°,8 durant sept
jours,... symptômes de gastro-entérite avec langue sèche,
haleine fétide, météorisme, selles diarrhéiques, céphalée
tenace, insomnies, splénomégalie. Le 18 juin, la fièvre tomba,
mais les symptômes de gastro-entérite persistèrent encore
quelques jours en s'atténuant peu à peu ». Ici, l'analogie
avec le choléra est d'autant plus grande que la phase cholériforme fut suivie d'une phase de réaction.

Ces atteintes cholériformes évoluent généralement assez
vite, en quelques jours, rarement en plus d'une semaine ;
elles peuvent être mortelles en trente-cinq heures (Gärtner),
même en vingt-quatre heures (Drigalski).

Quelle que soit l'évolution, on peut voir survenir des
symptômes anormaux : douleurs dans les membres (Gärtner,
Drigalski), douleurs dans les mouvements des yeux (Drigalski), mydriase (Van Ermengem), paralysie des muscles
palpébraux (Heller). On signale parfois des *éruptions cutanées*
diverses : taches rosées (Cahn), exanthème simple (Drigalski),
éruption purpurique (Van Ermengem), herpès (Kœnsche), etc.,
et surtout une desquamation cutanée très intense, dont Gärtner
avait cru, à tort, pouvoir faire un symptôme caractéristique,
mais que divers observateurs ont à nouveau constatée depuis
(Gaffky et Paak, Karlinsky, Holst, etc.).

(1) Em. SERGENT, Infection dans les empoisonnements alimentaires
(*Tribune médicale,* novembre 1907).

L'ictère est exceptionnel (Curschmann). Les voies urinaires sont plus souvent touchées : Jacobson a noté la cystite; Holst, Drigalski, etc., ont vu survenir l'albuminurie; Krehl, la néphrite; Fromme, Van Ermengem, etc., la néphrite hémorragique.

Les formes cliniques précédentes sont d'ailleurs susceptibles d'*évoluer parallèlement au cours d'une même épidémie.* On peut prendre pour exemples les épisodes rapportés par Fromme et par Van Ermengem.

A H..., en octobre 1906, Fromme (1) vit survenir trente-deux cas d'intoxications par la viande ; les symptômes apparurent en général douze à dix-huit heures, chez un malade une heure seulement, après le repas suspect. Dans les cas bénins, tout se réduisit à un peu de malaise, avec vomissements et diarrhée ; quelques personnes purent reprendre de suite leur travail, d'autres restèrent alitées deux ou trois jours ; la plupart eurent de la fièvre, 38° à 39°, pendant deux jours ; même ces sujets peu atteints restèrent fatigués pendant une à deux semaines. Dans les cas plus graves, les symptômes furent d'emblée plus violents : vomissements, diarrhée, coliques, céphalée, frissons, souvent albuminurie, et parfois néphrite hémorragique. Une malade enfin présenta des vomissements noirs, une diarrhée abondante, de la dyspnée ; le pouls était rapide (120 à 130), le ventre sensible à la pression, les selles noirâtres ; au sixième jour, le collapsus était imminent; un peu plus tard, la parole devint bégayante ; la malade finit par guérir après trois semaines d'alitement.

A Morseele, en août 1895 (2), 80 personnes furent empoisonnées par de la viande de veau. Chez les malades peu atteints, on constata simplement un catarrhe gastro-intestinal, avec anorexie, vomissements, plus ou moins de diarrhée, faiblesse générale, amaigrissement ; beaucoup ne purent travailler pendant quinze jours. Quelques-uns présen-

(1) Fromme, Ueber eine Fleischverg. durch Paratyphus B. (*Centralbl. f. Bakteriol.*, Orig., XLIII, 1907).
(2) Van Ermengem, *Bull. de l'Acad. de méd. de Belgique*, 1892.

tèrent de l'herpès ou un exanthème d'aspect variable (érythème papuleux, éruption vésico-papuleuse, urticaire). — Les
sujets plus sévèrement touchés présentèrent des vomissements
incessants, d'abord alimentaires, puis muqueux ; des coliques
très fortes ; des selles bilieuses, très fétides, nombreuses,
jusqu'à trente par jour ; la faiblesse musculaire était extrême,
souvent accompagnée de violente céphalée, de rachialgie, de
courbature, de vertiges, de tendance syncopale ; il y eut parfois
des crampes, de l'adynamie, des symptômes ataxiques ; deux
enfants présentèrent des convulsions. La température, normale
les premiers jours, s'élevait souvent ensuite à 39° et même 40°.
On constata souvent des manifestations cutanées : pétéchies,
taches rouge foncé, ecchymoses scorbutiques. La guérison
survint en six ou sept jours, mais la convalescence fut
pénible. Dans les quatre cas mortels enfin, on nota l'algidité,
l'aphonie, l'hypothermie, le collapsus.

Dans ces deux épisodes, on voit que les formes les plus
diverses évoluent côte à côte ; il en est de même dans la
plupart des grandes épidémies.

La *léthalité* est très variable. Si Lajeot et Haibe ont pu voir
évoluer 500 cas sans aucun décès, par contre Heller signale
4 décès sur 36 malades ; Babès, 3 sur 24 ; Drigalski, 3 sur 50. *Sur
un total de 2723 atteintes, j'ai relevé 41 décès, soit 1,5 p. 100.*

Lésions anatomiques. — Les lésions anatomiques ne sont
pas toujours exactement les mêmes, ce qui tient avant tout
à ce que la mort survient un temps variable après le début des
accidents. Chez les sujets qui succombent hâtivement, en
un à trois ou quatre jours, les lésions sont souvent très limitées,
et rappellent beaucoup celles qu'on rencontre dans les empoisonnements par divers agents chimiques. Herman, Drigalski,
Trautmann, Curschmann décrivent simplement de l'inflammation de la muqueuse digestive, avec rate grosse (Drigalski)
ou néphrite (Curschmann) ; Gärtner, Heller, Vagedes signalent la tuméfaction des follicules clos ; Van Ermengem (à
Morseele), des plaques hémorragiques de l'estomac ; Heller,
une muqueuse digestive gonflée, sanguinolente, présentant

même de petites suffusions. Altérations très accusées dans le cas de Tiberti (1) : chez un sujet mort à la quarantième heure, on trouva, à l'autopsie, de la congestion généralisée ; de l'inflammation du tube digestif, avec tuméfaction des follicules clos et quelques taches hémorragiques ; foie atteint de dégénérescence graisseuse ; rate grosse et friable, œdème pulmonaire, myocarde pâle et friable, hémorragies punctiformes du péricarde.

Quand la mort survient à une période plus avancée, les lésions se précisent davantage. Au cinquième jour, Van Ermengem (2) (à Gand) constate dans l'estomac une ulcération large comme une pièce de 5 francs, avec des ecchymoses, des plaques brunâtres et comme gangreneuses du cæcum et de la fin de l'iléon, des ecchymoses sous-pleurales, de l'hypertrophie du foie, des ganglions mésentériques. Heller (3) trouve des ulcérations limitées au commencement du gros intestin, souvent confluentes et profondes, allant jusqu'à la musculeuse.

Au dixième jour, Kutscher (4) signale dans l'iléon des ecchymoses avec exulcérations superficielles ; la rate et les ganglions sont normaux. Chez un sujet mort au bout d'un mois, Holst (5) découvre des ulcérations étendues du gros intestin. On voit que, dans les cas un peu avancés, les ulcérations sont la règle, mais leur siège et leurs caractères sont variables ; leur localisation, fréquente sur le gros intestin, est tout à fait remarquable.

Influence des saisons. — On a prétendu à un moment donné que les accidents par la viande apparaissaient uniquement en été, grâce à la putréfaction rapidement produite par la chaleur extérieure. Sur 27 épidémies précisées, ont eu lieu :

En été (juin, juillet, août), 11 ;

(1) Tiberti, *Loc. cit.*
(2) Van Ermengem, *Loc. cit.* (*Revue d'hyg.*, 1897).
(3) Heller, *Loc. cit.*
(4) Kutscher, Eine Fleischverg. epidemie in Berlin (*Zeitschr. f. Hyg.*, 1907).
(5) Holst, d'après *Schmidt's Jahrbücher*, 1892, V, 234, et Van Ermengem, art. *Fleischvergiftungen* de Kolle et Wassermann.

En automne (septembre, octobre, novembre), 9 ;
Au printemps (mars, avril, mai), 5 ;
En hiver (décembre, janvier, février), 2.

Les épidémies ont donc une prédilection pour la saison chaude, mais on voit que cette affinité est loin d'être exclusive. D'ailleurs elle s'explique facilement, tant par la multiplication plus facile des germes spécifiques après l'abatage que par la plus grande fréquence à cette époque de certaines maladies du bétail (entérites en particulier).

Étude bactériologique. — C'est depuis les travaux de Gärtner qu'est définitivement assise la connaissance des germes qui provoquent les accidents du groupe. Le *Bacillus enteritidis* de Gärtner appartient à la famille des salmonelloses (1) ; de cette famille font également partie le bacille du hog-choléra (Salmon), le bacille de la psittacose (Nocard), le bacille du typhus des souris (Löffler), le bacille paratyphique B (Achard et Bensaude), le bacille de la peste des rats (Danysz), de même que divers microbes rencontrés dans les intoxications alimentaires, en particulier dans les intoxications carnées.

Pour tous les représentants du groupe, les propriétés générales sont les mêmes ; je les résume brièvement :

Bacilles courts, mobiles, ciliés, se colorant plus vivement aux extrémités (coloration bipolaire), ne prenant pas le Gram. — Les cultures sont aéro-anaérobies ; la température optima est 37°, mais le développement se fait bien à la température ambiante. — Sur gélatine, colonies transparentes, non liquéfiantes. — Sur gélose, enduit blanc grisâtre abondant. — Sur bouillon, trouble uniforme, intense ; souvent il se forme un léger voile à la surface. — Sur lait, pas de coagulation ; le milieu s'éclaircit et devient brunâtre dans la deuxième semaine. —Sur lait tournesolé, réaction d'abord acide, rouge, puis, en un à trois jours, réaction alcaline, bleue (caméléonage du lait). Mêmes caractères sur petit-lait tournesolé. — Pas de formation d'indol. — Fermentation gazeuse du glucose, du lévulose, etc. ; pas de fermentation du lactose. — Fluorescence et décoloration rapide des milieux au rouge neutre. — Réduction des milieux renfermant des sels de fer ou de plomb (coloration noire).

(1) Voir sur les salmonelloses : E. SACQUÉPÉE, Revue générale (*Bulletin de l'Institut Pasteur*, 1907). S'y reporter pour des détails bactériologiques plus complets.

E. SACQUÉPÉE. — Empoisonn. alimentaires.   2

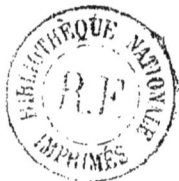

Les divers représentants du *Bacillus enteritidis* possèdent des propriétés fort importantes. Ils sont *pathogènes pour les animaux de laboratoire* et pour certains animaux domestiques ; inoculés au cobaye sous la peau, ils le tuent à des doses variables, jusque 1 p. 100 d'anse de culture sur gélose (Kutscher, Uhlenluth, etc.). Ils sont tout aussi virulents pour la souris, le lapin, souvent aussi le rat blanc, le pigeon, le chien, la chèvre, le singe, les bovidés. Quelle que soit la voie d'inoculation (sous-cutanée, intraveineuse, intrapéritonéale), on retrouve fort souvent les divers symptômes ou les lésions constatés chez l'homme : diarrhée, parésie et même paralysie, fièvre ou hypothermie. A l'autopsie, on constate des suffusions sanguines de la muqueuse digestive, de l'entérite parfois ulcéreuse (Holst), une hypertrophie inconstante de la rate.

Beaucoup plus important est le *pouvoir pathogène par ingestion*, car ce mode d'expérience imite exactement ce qui se passe dans les intoxications chez l'homme. Quand on fait ingérer à la souris, ou au cobaye, des aliments infectés, ou les mêmes aliments qui ont produit des accidents chez l'homme, l'animal succombe rapidement, et le germe se retrouve d'ordinaire dans le sang du cœur et dans les organes. De même les cultures, mélangées aux aliments, sont susceptibles d'infecter d'autres espèces animales : lapin, chèvre, chien, pigeon, etc. ; il en est de même des cadavres d'animaux inoculés, quand on les fait ingérer par d'autres animaux. Il faut signaler particulièrement la virulence des cultures pour deux espèces : le singe, en raison du rang élevé que lui assigne la classification zoologique ; le veau, dont la viande est souvent en cause. Chez le singe (1), Van Ermengem a reproduit par ingestion de pâté infecté une maladie identique au choléra nostras humain. Chez le veau, Van Ermengem, Basenau (2) ont provoqué des entérites mortelles, fébriles, analogues dans leurs symptômes et dans leurs lésions aux « diarrhées infectieuses » de la médecine vétérinaire, maladies qui présentent un intérêt

(1) Van Ermengem, *Loc. cit.* (*Bull. de l'Acad. de méd. de Belgique*, 1892).

(2) Basenau, *Archiv für Hygiene*, XX, 1894.

capital pour l'étude des empoisonnements alimentaires.

D'ailleurs, si le moindre doute pouvait persister au sujet de la virulence pour l'homme du *Bacillus enteritidis*, il serait nécessairement dissipé par les observations suivantes. Au cours d'expériences faites avec le bacille de l'épidémie de Morseele, des personnes mangèrent de la viande d'animaux inoculés, croyant cette viande saine; toutes présentèrent de la gastro-entérite (Van Ermengem). Plus tard, Pœls et Dhont (1) inoculèrent à une vache le bacille de l'épidémie de Rotterdam; l'animal fut sacrifié après vingt minutes ; à ce moment, la viande renfermait peu de microbes. Dans un morceau laissé à la glacière, il n'y eut pas de développement notable, tandis que dans un autre morceau laissé à la température ambiante, après trois jours le nombre des microbes était considérable. Cinquante-trois personnes absorbèrent volontairement cette viande riche en microbes, quinze furent malades ; heureusement, aucune ne succomba. Après cette expérience cruciale, et bien hasardée, le pouvoir infectieux du *Bacillus enteritidis* pour l'homme ne saurait évidemment être mis en question.

Une autre propriété non moins importante du *Bacillus enteritidis* est celle de sécréter des *poisons thermostabiles*. Le fait avait été mis en évidence par Gärtner (2) dans son mémoire fondamental sur le sujet; des cultures, soumises à l'ébullition, sûrement stérilisées, se montraient encore capables de tuer la souris par ingestion. Si, pour quelques échantillons du groupe (bacille de Cotta, bacille de Rohrsdorf), les mêmes constatations n'ont pu être faites, c'est là une exception ; au contraire, l'existence des poisons thermostabiles, fort importante au point de vue de l'hygiène, a été vérifiée pour la plupart des bacilles carnés. Des cultures en bouillon du bacille de Morseele, chauffées à 100° ou 120°, sont encore toxiques (Van Ermengem); celles du bacille isolé par Kutscher dans

---

(1) Pœls et Dhont, anal. *in* Van Ermengem, art. *Fleischvergiftungen* de Kolle et Wassermann; et *in* Basenau.

(2) Gärtner, Ueber die Fleischvergiftung in Frankenhausen (*Correspondenzblätter der allg. ärztl. Vereins v. Thüringen*, 1888).

l'épidémie de Berlin sont capables de tuer la souris à la dose de 0cc,25, le cobaye à la dose de 1 centimètre cube, après avoir subi pendant dix minutes une température de 100°; suivant Fischer, un chauffage de dix, vingt et trente minutes à 100° n'atténue même pas la toxicité des cultures filtrées du bacille de Rumfleth ; un chauffage d'une heure n'amène qu'un retard dans son action; un chauffage de deux heures est nécessaire pour le détruire.

· L'existence de ces poisons thermostables est très suggestive ; nous verrons bientôt que, dans la plupart des épidémies, les aliments se sont montrés toxiques, même quand ils étaient cuits. La cuisson, au moins quand elle est suffisante, détruit les bacilles, qui ne résistent guère plus de dix minutes à 75° (Fischer); mais elle est sans grande action sur les toxines, et ces dernières restent encore fort dangereuses.

Non seulement les cultures bouillies, mais encore les *cultures filtrées*, et sûrement stérilisées, demeurent toxiques (Drigalski, Uhlenluth, etc.). Ce fait présente pour l'hygiène moins d'importance que la remarque suivante, faite par Lévy et Fornet (1) : le filtrat des cultures de leur bacille n'était pas toxique ; mais, ajouté aux cultures vivantes, il doublait la virulence de ces dernières, cette addition réduisant de moitié la dose minima mortelle pour l'animal. Or, dans la pratique, une viande infectée contient à la fois des microbes et des toxines, dont l'action concertée ne peut qu'être beaucoup plus intense.

Un dernier point intéressant est l'existence des *agglutinines*. Indiquée tout d'abord par Durham (2) et par de Nobelé (3), cette constatation a été faite depuis par l'unanimité des observateurs. Le sérum des malades infectés par un aliment toxique agglutine le bacille qui a contaminé l'aliment. Durham, et surtout de Nobelé, avaient en outre fait voir que les sérums des

(1) Lévy et Fornet, Nahrungusmitteln und Paratyphus (*Centralbl. f. Bakter.*, Orig., vol. LI, 1906).
(2) Durham, *British med. Journal*, 3 sept. et 17 déc. 1898.
(3) De Nobelé, *Annales de la Soc. de méd. légale de Belgique*, 1899 et 1901.

malades appartenant à une même épidémie agglutinent tous le microbe provocateur de cette épidémie, mais qu'ils peuvent très bien ne pas agglutiner d'autres bacilles d'intoxication alimentaire. Pratiquement, au point de vue du diagnostic, ce fait avait un grand intérêt, car il pouvait devenir nécessaire d'essayer l'agglutination avec un nombre considérable d'échantillons microbiens, si les diverses races de bacilles s'étaient montrées différentes les unes des autres dans leurs aptitudes agglutinatives. En fait, et depuis lors, la question s'est précisée et simplifiée. Il est en effet actuellement démontré, par des exemples nombreux, que devant les sérums agglutinants les bacilles d'intoxications alimentaires du type *enteritidis* se divisent nettement en deux sous-groupes : d'une part le *sous-groupe Gärtner*, comprenant le *Bacillus enteritidis* primordial de Gärtner (épidémie de Frankenhausen), les bacilles rencontrés par Van Ermengem à Morseele, Bruxelles, Gand, par Heller à Gr... etc.; d'autre part le *sous-groupe Aertrycke* (encore appelé sous-groupe *Breslaviensis*), jusqu'ici beaucoup plus répandu, et renfermant entre autres les bacilles décrits par de Nobelé à Aertrycke, par Durham à Hatton et Chadderton, par Kœnsche à Breslau, par Van Ermengem à Meirelbeke et Calmpthout, par Trautmann à Düsseldorff, par Drigalski à Neunkirchen, par Netter et Ribadeau-Dumas à Paris, etc.

Quand l'intoxication est provoquée par un microbe appartenant au sous-groupe Gärtner, le sérum des malades agglutine les bacilles correspondants, et non ceux du sous-groupe Aertrycke; et inversement, *mutatis mutandis*, pour les épidémies provoquées par les bacilles du sous-groupe Aertrycke. Il faut ajouter toutefois que la race microbienne en cause dans l'épidémie étudiée est généralement plus fortement agglutinée que les autres races du même sous-groupe.

Les deux exemples suivants suffiront à fixer les idées. Dans l'épidémie de Bruges (1) (bacille du sous-groupe Gärtner), le

(1) DE NOBELÉ, Séro-diagnostic dans les affections gastro-intestinales (*Ann. de la Soc. de méd. de Gand*, 1901).

sérum agglutine à 100 le bacille de Bruges, à 50 les bacilles
de Gärtner et de Morseele, — bacilles du même sous-groupe ;
il agglutine à 5 seulement les bacilles Aertrycke et Sirault.
Au contraire, dans l'épidémie rapportée par Lévy et Fornet (1)
(bacille du sous-groupe Aertrycke), le sérum d'un malade agglutine à 800 le bacille de l'épidémie, à 1 000 le bacille Aertrycke,
à 500 les bacilles de Gaustadt et de Breslau, à 200 le bacille de
Posen, — tous échantillons du sous-groupe Aertrycke ; il n'agglutine pas à 50 les bacilles de Frankenhausen et de Morseele,
qui appartiennent au sous-groupe Gärtner.

Un autre fait curieux, imprévu, est le suivant : des sérums
de malades victimes d'intoxications alimentaires peuvent
agglutiner le bacille typhique, malgré que ce dernier n'ait
sûrement rien à voir dans la maladie. Cette « coagglutination »
est particulièrement prononcée quand il s'agit d'intoxications
par le bacille du sous-groupe Gärtner. Durham et de Nobelé
avaient déjà fait cette remarque. La coagglutination typhique
peut même être plus élevée que l'agglutination spécifique ;
ainsi, dans une observation récente de Liefman (2), sur
16 sérums de malades empoisonnés par la viande, 13 aggluti-
naient le bacille d'Eberth plus fortement que le bacille cause
de l'épidémie : ce bacille appartenait au sous-groupe Gärtner.
Inversement, les mêmes auteurs ont montré — particularité
moins importante — que le sérum de malades atteints de
fièvre typhoïde peut agglutiner fortement le bacille de Gärtner.
Ce sont là des constatations imprévues, inexpliquées, et qu'il
faut connaître : d'une part pour ne pas porter aventureuse-
ment le diagnostic de fièvre typhoïde, au nom de l'agglutination, quand on ne connaît pas les circonstances cliniques ;
d'autre part, pour ne pas se laisser désorienter, au cas où l'on
ferait de semblables constatations au cours de maladies provoquées par les aliments.

L'agglutination est mieux étudiée à l'aide des sérums expé-
rimentaux ; ces derniers donnent d'ailleurs les mêmes diffé-

(1) LÉVY et FORNET, Loc. cit.
(2) H. LIEFMAN, Fleischverg. und Widalsche Reaktion (München.
med. Wochenschr., 28 janvier 1908).

renciations, beaucoup plus nettes toutefois, que les sérums humains. En outre, l'étude expérimentale a permis de faire ressortir un fait très important, qu'il est nécessaire de signaler.

Il a déjà été dit plus haut que les bacilles carnés ne sont pas les seuls représentants des salmonelloses ; à côté d'eux, il faut placer entre autres le bacille du hog-choléra, le *Bacillus typhi murium*, le bacille paratyphique B. L'agglutination confirme cette classification : devant les sérums, ces différents microbes réagissent de la même manière que les bacilles du sous-groupe Aertrycke, — au moins est-ce l'opinion de la grande majorité des expérimentateurs (Trautmann, Drigalski, etc.). Pratiquement, ces faits ont une importance considérable ; car ils posent à l'état aigu la question des rapports de ces divers microbes entre eux, — question diversement résolue. Sans insister ici sur les relations des bacilles carnés avec les bacilles paratyphiques B, — sujet qui intéresse surtout les infections paratyphoïdes (1), — je dois cependant rappeler la conception de Trautmann (2), qui fait aujourd'hui autorité en Allemagne. Suivant Trautmann, intoxications alimentaires et infections paratyphoïdes sont maladies de même nature : « *l'intoxication par la viande est une forme aiguë, le paratyphus une forme subaiguë d'une maladie infectieuse, une au point de vue étiologique* » ; dans l'intoxication il y aurait ingestion en grande quantité des germes avec leurs produits toxiques, mais les efforts d'expulsion (vomissements, diarrhée) éliminent les substances nocives, et par suite il n'y aurait pas d'infection ultérieure. Au contraire, dans le paratyphus, il y aurait ingestion d'un petit nombre de germes, qui pullulent peu à peu dans l'intestin humain. Cette conception est purement bactériologique, nullement clinique ; elle exige impérieusement comme corollaire qu'on identifie également aux bacilles précédents

(1) Pour l'histoire des bacilles paratyphiques, voy. entre autres : SACQUÉPÉE et CHEVREL, Revue générale (bactériologie) (*Bull. de l'Inst. Pasteur*, 1907). — SACQUÉPÉE, Revue générale (clinique) (*Revue de médecine*, 1908).

(2) TRAUTMANN, Fleischvergiftung bazillen (*Zeitschr. f. Hyg.*, vol. LV, 1903).

(bacilles carnés type Aertrycke et bacilles paratyphiques B)
les bacilles du hog-choléra et le *Bacillus typhi murium*;
car, dans les épreuves de laboratoire, ces derniers germes
n'ont pu jusqu'ici être distingués des précédents. Il faut encore
y ajouter des bacilles identiques, découverts chez le chien
(Klimenko) (1), chez le rat blanc ou le rat gris [Danysz (2),
Trautmann], chez le chat (Mori), dans l'intestin du cobaye, du
lapin, etc. [Morgan (3), Marshall (4)], chez le porc, même à l'état
sain (Gardenghi)(5), etc. La liste s'allonge de façon démesurée;
si véritablement tous ces microbes sont identiques au *Bacillus
enteritidis*, s'ils jouissent des mêmes propriétés pathogènes
que ce dernier, nous sommes plongés dans un bain de microbes toxiques, et l'homme devrait être constamment empoi-
sonné.

De fait, et malgré les suggestions de la bactériologie, il
n'est aucunement démontré que la plupart des germes qui
précèdent soient susceptibles d'infecter l'homme. Autant la
nocivité à l'égard de l'espèce humaine est évidente et incontestable pour le *Bacillus enteritidis* ou le bacille paratyphique B,
autant elle est douteuse ou même peu vraisemblable pour beaucoup d'autres salmonelloses. Parmi ces dernières, en dehors
du *Bacillus enteritidis* et du bacille paratyphique B, les plus
importantes pour le moment sont le bacille du hog-choléra et
les virus des rongeurs (*Bacillus typhi murium* de Löffler et
virus Danysz); le hog-choléra en raison de sa fréquence, les
virus des rongeurs en raison de leur emploi éventuel, très
répandu dans certains pays (Allemagne, Japon, etc.), pour la
destruction des rongeurs, emploi qui reste toujours capable
de causer quelque méprise.

En ce qui concerne le hog-choléra, il paraît indéniable que
le bacille se rencontre d'une manière extrêmement fréquente,
pas tout à fait constante, chez les porcs atteints de pneumo-en-

(1) KLIMENKO, *Centralbl. f. Bakter.*, 1906.
(2) DANYSZ, *Acad. des sciences*, 1893.
(3) MORGAN, *Brit. med. Journal*, 1905.
(4) MARSHALL, an. in *Bull. de l'Inst. Pasteur*, t. III.
(5) GARDENGHI, *Lo Sperimentale*, 1906, t. LX.

térite (1), maladie qui sévit à l'état endémo-épidémique dans
certains pays, Amérique et Allemagne surtout, moins souvent
en France. Or, c'est par milliers qu'on ingère chaque année
des porcs morts de pneumo-entérite, et cependant il n'a
jamais été démontré d'une manière irréfutable que ces viandes,
sûrement infectées, aient infecté l'homme. Quelques épisodes
cependant permettent de considérer comme vraisemblable
l'hypothèse de la toxicité éventuelle du hog-choléra pour
l'homme : ainsi Pouchet (2) fut amené à étudier une épidémie
d'intoxications alimentaires consécutive à l'ingestion de viande
de porc, dans un pays et à une époque où sévissait la
pneumo-entérite épidémique du porc ; la viande incriminée
renfermait en effet un bacille analogue à celui du hog-choléra.
Plus récemment, à Bologne, Rocchi (3) a pu suivre des
accidents survenus dans des conditions étiologiques à peu
près identiques. D'un autre côté, la viande de porc est une de
celles qui sont le plus souvent toxiques pour l'homme, comme
on le verra plus loin. Mais au total, et malgré ces quelques
exemples, il faut bien reconnaître que l'immense majorité des
viandes d'animaux atteints de hog-choléra ont pu être consommées sans danger. On peut expliquer le fait en acceptant,
conformément aux indications de de Nobelé, de Voges, de
Citron (4), etc., que sous le nom de bacilles du hog-choléra on
décrit des bacilles en réalité différents les uns des autres dans
leurs propriétés biologiques, particulièrement dans leur aptitude
agglutinative ; seuls, les échantillons identiques au bacille de
Salmon se comporteraient comme les bacilles carnés type
Aertrycke devant les sérums agglutinants, et seuls ils pour-
raient infecter l'homme. L'hypothèse est au moins judicieuse,
et d'autant plus acceptable qu'à l'heure actuelle on tend à
considérer la maladie hog-choléra comme étant provoquée
par un virus filtrable, et nullement par le bacille de Salmon,

---

(1) Voy. Nocard et Leclainche, Maladies microbiennes des animaux.
(2) Pouchet, *Ann. d'hyg. publique*, 1897.
(3) Rocchi, *Bolletino d. scienze mediche di Bologna*, 1906.
(4) Citron, *Zeitschr. f. Hygiene*, vol. LIII.

comme on l'a cru pendant longtemps ; le bacille de Salmon
et les bacilles analogues signalés dans les mêmes circonstances
(bacilles de Kolle, de Preisz, etc.) ne seraient plus que des agents
d'infection surajoutée, secondaire, aucunement spécifique ;
or ces infections secondaires peuvent évidemment être causées
par des microbes variés. En tout cas, si la conception de
la pluralité des bacilles du hog-choléra est probablement exacte
devant la bactériologie, elle n'est jusqu'ici qu'une hypothèse
au point de vue étiologique ; c'est aux faits à venir qu'il
appartient de la vérifier ou de l'infirmer.

La question des virus des rongeurs n'a guère été moins
discutée, au moins pour le virus de Löffler (le virus Danysz
a été jusqu'ici trop peu étudié à ce point de vue). La plupart
des auteurs, après Löffler, posaient en dogme que le bacille
du typhus des souris est inoffensif pour l'homme, malgré ses
troublantes analogies avec les bacilles type Aertrycke ; cette
manière de voir était en quelque sorte imposée par les
circonstances, — véritable « fait du prince » bactériologique, —
car depuis bien des années le virus Löffler était largement
répandu dans le public dans le but de détruire les rats et les
souris, et il va de soi qu'on ne pouvait se permettre de
disséminer ainsi un virus éventuellement dangereux pour
l'homme. Contre cette doctrine s'élevaient cependant quelques
observations de Trommsdorff (1), Mayer (2), etc., qui paraissaient
bien faire ressortir la nocivité possible du virus à l'égard de
l'espèce humaine ; ces observations se trouvent largement
confirmées par celles plus récentes et très nettes de Shibayama (3). Des exemples consignés par ce dernier (ces
exemples sont assez nombreux, le virus des rongeurs étant
d'usage courant au Japon), je rapporte les deux suivants :
dans un village de la province de Saitama, on prépare
le 25 avril un poison pour rongeurs, à l'aide d'une culture
de *Bacillus typhi murium* ; la préparation est faite dans

(1) Trommsdorff, *Munch. med. Wochenschr.*, 1903 ; *Arch. f. Hygiene*, 1906.
(2) Mayer, *Munch. med. Wochenschr.*, 1905.
(3) Shibayama, *Munch. med. Wochenschr.*, mai 1907.

un vase en bois. Le surlendemain, le même vase en bois, non nettoyé, est rempli de légumes cuits, et ces légumes sont mangés par trente personnes. Toutes furent malades, présentant les symptômes typiques des empoisonnements alimentaires : début douze à quarante-huit heures après l'ingestion ; faiblesse, coliques, diarrhée, vomissements, fièvre, dans les cas bénins ou moyens ; allures cholériformes et collapsus dans les cas graves. Il y eut deux décès ; le bacille fut retrouvé dans les selles des malades, dans l'intestin des victimes et dans les légumes. Le second cas n'est pas moins dramatique : dans un village de la province de Yagamata, une dose de *Bacillus typhi murium*, destinée aux rongeurs, est, par suite d'une erreur, donnée à un cheval, antérieurement bien portant ; l'animal tombe malade le jour même, et succombe le septième jour. On l'enfouit, mais des ouvriers l'exhument et se partagent la viande ; parmi les consommateurs, il y eut en trois jours trente-quatre malades, un décès. Le bacille fut retrouvé dans la viande du cheval. Ces épisodes sont d'une netteté saisissante, et ne paraissent laisser aucun doute sur la virulence pour l'homme du virus de Löffler, au moins s'il est bien certain qu'aucune cause d'erreur ne s'est glissée dans la préparation du virus.

Quoi qu'il en soit, il ressort de cet exposé que l'étude bactériologique présente ici un intérêt capital. Elle a précisé la cause exacte et beaucoup de points jusque-là obscurs dans un grand nombre d'intoxications alimentaires ; elle a mis en évidence des parentés imprévues, dont il appartient à l'observation de mesurer le degré. Il reste beaucoup à faire dans ce sens ; il est nécessaire de creuser davantage la question, car nous n'aurons jamais trop de documents pour la résoudre.

Pathogénie. — Après ce que nous avons dit de l'étude bactériologique et ce que nous apprendra l'étude étiologique, il est inutile d'insister longuement sur la pathogénie des accidents provoqués par les salmonelloses. L'agent essentiel, primordial, est le microbe ; il se développe dans la viande, en sécrétant des produits toxiques. Microbes et toxines peuvent également produire des accidents ; seulement l'ingestion de produits toxiques, à l'exclusion des bacilles, détermine à proprement parler une intoxication, d'évolution brutale et rapide ; tandis que l'ingestion simultanée des microbes et des toxines peut provoquer d'abord une intoxication, et secondairement une infection (gastro-entérite). Cette théorie pathogénique est tellement simple et tellement conforme aux faits qu'il paraît inutile de la développer davantage.

Étude étiologique. — *Les aliments toxiques.* — Le *Bacillus enteritidis* est susceptible d'infecter, par des mécanismes variés, les aliments les plus divers, et par suite les causes d'intoxications sont extrêmement nombreuses. Les documents que j'ai pu compulser (il s'agit toujours de cas dans lesquels l'intervention des salmonelloses est certaine) me permettent de dresser le tableau suivant.

Sur un total de 51 épidémies, sont provoquées :

Par la viande fraîche de porc..................	9
— — de veau................	7
— — de vache..............	7
— — de cheval..............	
— — de bœuf................	
— — de mouton.............	
Par la viande de porc conservée (viande boucanée, jambonneau).........................	2
Par le hachis................................	2
Par cervelas (1), corned beef (1), chèvre desséchée (1), foie d'oie (1)....................	4
Par saucisson de foie...............	1
Par des crèmes (pouding, gâteau)............	2
Par galantine à la gelée....................	1
Par poisson (1), légume (1)...........	2
De cause imprécise (pouding ou saucisson)....	1

Un premier fait se dégage de ce tableau : c'est la prédominance énorme — 45 fois sur 51 — des accidents provoqués par la viande de boucherie ou de charcuterie ; d'où le nom générique souvent employé d'*intoxications carnées* (et de *bacilles carnés*).

D'autre part, parmi les intoxications carnées, le plus grand nombre (36) sont dues à la viande fraîche, 9 à la viande conservée ou travaillée. C'est des premières, des empoisonnements par viandes fraîches, que nous parlerons tout d'abord.

Empoisonnements par les viandes fraîches. — État
de l'animal. — Les espèces animales sont ici très inégalement
représentées. On peut compter comme viandes de consommation courante les bovidés (bœuf, vache, veau), le porc et le
mouton ; or il ressort des chiffres précédents que le mouton
n'est en cause qu'une seule fois (Babès). Le mouton est donc,
à notre point de vue, le moins dangereux des animaux servant
à l'alimentation. Le chiffre des bœufs toxiques s'élève déjà
davantage ; mais ce sont surtout les viandes de porc, de veau,
de vache qui se trouvent être incriminées. Il convient de souligner la fréquence relativement considérable des accidents
dus à la viande de cheval, dont la consommation est beaucoup
moins répandue que les précédentes ; il est douteux que cette
viande soit aussi constamment inoffensive pour l'homme
qu'on s'est plu à le répéter.

Quelle que soit du reste l'espèce animale en cause, la constatation suivante est à la fois surprenante et fort suggestive :
*presque toutes les fois qu'on a pu examiner la bête d'où provenait
la viande toxique, il est signalé que cette bête était malade.* Sur
20 animaux dont on a pu connaître l'état de santé ou l'apparence après abatage, 16 étaient atteints de maladies diverses.
Cette remarque est d'ailleurs spéciale au groupe qui nous occupe
actuellement, de telle sorte que les intoxications par viandes
fraîches non travaillées répondent à peu près exactement
à ce qu'on a longtemps désigné (et encore maintenant)
sous le nom de « *viandes malades* ». Ces animaux malades
ont toujours été *sacrifiés d'urgence*, par nécessité (*Notges-
chlachtet*). Dans les 4 autres cas, l'animal a été reconnu
sain à l'abattoir ; de ces 4 animaux, un porc fut cependant
trouvé porteur d'abcès multiples (Fromme) ; un autre, un
poulain, avait été malade peu de temps avant (Gœbel),
et le fait même qu'on s'est décidé à l'abattre indique à
l'évidence qu'il était encore souffrant ; un troisième (vache),
sain en apparence, était en réalité profondément infecté (Pœls
et Dhont) ; le dernier, un porc (Herman), empoisonna
100 personnes sur 101 qui en consommèrent. Il saute aux yeux

que tous ces animaux étaient sévèrement malades, mais que
leur affection n'a pu être reconnue, probablement faute de
lésions suffisantes (au moins dans 3 cas) ; de telle sorte qu'on
peut affirmer que *tous les animaux toxiques étaient des animaux
malades*, et probablement aussi que *tous ont été abattus
d'urgence*. Ces notions sont d'une importance capitale.

Enfin, dans un nombre assez élevé de circonstances, l'état
de l'animal n'a pu être connu ; il est facile de comprendre que
le plus souvent cela signifie que la bête n'a pas été soumise à
l'inspection, parce que l'inspection lui aurait été défavorable.

Les *maladies du bétail* relevées dans les diverses épidémies
sont d'ailleurs assez variables ; elles se relient seulement par
un point commun, c'est que toutes sont de nature infectieuse.
Chez le *veau*, on relève le plus souvent la *diarrhée infectieuse*,
la *phlébite ombilicale*, la *pyohémie*. A Morseele (1), l'épidémie
était manifestement consécutive à l'ingestion de la viande de
deux veaux ; l'un était crevé, l'autre fut abattu après avoir été
malade pendant plusieurs jours ; l'enquête, qui fut difficile,
en raison du mutisme des intéressés, permit cependant de
savoir que les veaux avaient eu une diarrhée abondante et
qu'ils étaient très amaigris ; à l'ouverture de l'un d'eux,
l'intestin était rouge, la rate et le foie hyperémiés et aug-
mentés de volume ; Van Ermengem conclut avec raison à
l'*entérite infectieuse*, très répandue en Belgique.

A Aertrycke (2), « l'animal en question (le veau) avait été
atteint pendant quatre ou cinq semaines d'une maladie connue
sous le nom de « *Schijte der Kalveren* ». Cette affection se mani-
feste par une diarrhée abondante accompagnée d'amaigrissement et d'une grande faiblesse. Elle devait être arrivée à
un degré avancé, puisque, au dire de plusieurs témoins, le
veau demeurait constamment couché, et ne pouvait se mettre
debout qu'avec la plus grande peine. On affirme qu'il semblait
près de crever le jour même de l'abatage... Il s'agissait
bien d'une forme grave d'*entérite des veaux* » (de Nobelé).

---

(1) Van Ermengem, *Loc. cit.* (*Acad. de méd. de Belgique*, 1892).
(2) De Nobelé, *Loc. cit.*, 1899.

Une cinquantaine de personnes tombèrent malades de quelques heures à cinq jours après avoir ingéré de la viande de cet animal ; la plupart des atteintes furent de moyenne intensité (diarrhée verdâtre, très fétide, vomissements bilieux, courbature, oligurie, fièvre, etc.) ; un malade succomba. Quelques animaux domestiques (chien et chat), qui avaient mangé des restants de viande suspecte, furent également très malades.

A l'asile d'aliénés de Gaustadt, d'après Holst (1), à Groningue, d'après Fokker et Philippse (2), ce sont encore des veaux atteints d'entérite. A Horb (3), suivant Scheef, en septembre 1896, 150 personnes présentèrent en même temps des signes d'empoisonnement gastro-intestinal ; l'enquête montra que ces personnes avaient toutes fait usage soit de côtelettes, soit de saucisses (foie, poumon et morceaux) provenant d'un veau de cinq à six semaines ; ce veau était atteint d'une *arthrite*, probablement d'origine ombilicale. Rembold trouva le *Bacillus enteritidis* dans la saucisse et, presque à l'état de pureté, dans les selles des malades.

Les *vaches* toxiques étaient atteintes tantôt d'entérite, tantôt et plus souvent d'accidents puerpéraux. A Frankenhausen, d'après Gärtner (4), à Futterkamp, d'après B. Fischer (5), la vache présentait de la *diarrhée* depuis quelque temps. A Cotta (6), 136 personnes furent victimes d'accidents gastro-intestinaux après avoir mangé la viande d'une vache atteinte de *métrite*. La viande fut surtout consommée crue, et c'est parmi les consommateurs de viande crue que figurent les 4 décès de l'épidémie ; toutefois, même cuite, elle donna des accidents. L'animal abattu avait été visité par le vétérinaire, qui avait autorisé la vente. A Meirelbeke (7), la

(1) Holst, *Loc. cit.*
(2) Fokker et Philippse, *Centralbl. f. Bakt.*, Refer., 1904.
(3) Scheef, *Baumgarten's Jahresb.*, 1897.
(4) Gärtner, *Loc. cit.*
(5) B. Fischer, *Robert Koch's Festschrift*, 1903.
(6) Gärtner, Johne, *Zeitschr. f. Fleisch u. Milch. Hyg.*, vol. I.
(7) Van Ermengem, *Ann. de la Soc. méd. lég. de Belgique*, 1900.

viande provenait d'une vache « jugulée *in extremis* après huit jours de maladie pour cause d'*entérite infectieuse*, suite d'une fièvre vitulaire incomplètement guérie ». Dans l'épidémie de Rumfleth, suivant B. Fischer (1), était en cause une vache morte d'une maladie survenue après avoir vêlé, et caractérisée par la constipation, l'amaigrissement . et l'arrêt de la sécrétion lactée. L'épisode de Breslau, rapporté par Kœnsche (2), est des plus curieux : en 1893, à K..., près de Breslau, une vache atteinte de *diarrhée* violente, avec fièvre élevée et pulsations incomptables, fut abattue ; à l'ouverture du corps on trouva une entérite intense et une hépatite tellement accusée que le tissu ramolli s'affaissait à la moindre pression. On ordonna la destruction, mais la bête fut volée, apportée à Breslau et vendue à divers charcutiers, qui en firent du hachis. Quatre-vingt personnes qui mangèrent cette viande furent atteintes d'accidents gastro-intestinaux ; elle fut consommée crue, et une quantité très faible (20 grammes dans un cas) suffit à provoquer des accidents. B. Fischer signale de même une *diarrhée* avec fièvre chez un bœuf qui provoqua l'épidémie de Haustedt.

Observations analogues pour le *porc*. A H..., près Göttingen (3), 32 cas d'intoxications se produisirent après usage de viande de porc ; sur le jambon, soumis à l'expertise, l'os était couvert de pus. A l'abatage, on avait trouvé un *abcès* de la joue et un abcès du jambon ; la viande avait été néanmoins considérée comme saine par la direction de l'abattoir, parce que « l'abcès encapsulé du jambon ne peut pas être considéré comme cause de maladie. De semblables abcès se trouvent de temps en temps, seulement au dépeçage, sans avoir la moindre influence sur la toxicité des viandes ». Le laboratoire agricole, de son côté, avait conclu à un empoisonnement par les sels utilisés pour la conservation de la viande, — hypothèse inadmissible, l'expertise de Fromme ayant démontré de manière irréfutable qu'il s'agissait en réalité d'intoxication

(1) A. FISCHER, *Zeitschr. f. Hygiene*, 1902.
(2) KŒNSCHE, *Loc. cit.*
(3) FROMME, *Loc. cit.*

par le *Bacillus enteritidis* (type Aertrycke). Dans une épidémie suisse, Silberschmidt (1) note une *gastro-entérite* chez le porc toxique. Pouchet, Rocchi, d'autre part, soulignent que, si l'état du porc toxique est resté inconnu dans leurs observations, il est établi qu'une épidémie de pneumo-entérite régnait alors dans la région.; les porcs toxiques étaient probablement atteints de la même affection.

Enfin les *chevaux* toxiques présentaient des maladies variées.

En octobre 1885 (2), de la viande de cheval fut vendue sous diverses formes (saucisse, foie, viande en morceaux) à des ouvriers de Rohrsdorf et sur le marché de Liebenthal ; tous ceux qui en firent usage tombèrent malades, et, inversement, tous ceux qui devinrent malades avaient fait usage de la viande. Au total, 84 malades, 1 décès ; symptomatologie gastro-intestinale habituelle, avec prédominance remarquable du « sentiment de faiblesse ». La viande provenait de 4 chevaux, dont un fut abattu parce qu'il était « perdu », dont un autre avait présenté une ulcération de la région précordiale ; Gaffky et Paak concluent avec raison à une maladie des animaux.

Dans l'épisode rapporté par Gœbel (3), il s'agissait d'un poulain qui avait été malade trois mois avant et qui paraissait guéri ; à Villebroek, c'est un cheval atteint d'*entérite* (de Nobelé) ; à Neunkirchen, suivant Drigalski, l'animal présentait 4 *abcès* de la poitrine et des côtes, avec une inflammation phlegmoneuse ; il était fatigué, tremblant, et ne se tenait pas debout.

On voit par ces quelques exemples que les maladies des animaux, susceptibles de provoquer des accidents quand ils sont livrés à l'alimentation, sont aussi nombreuses que variées. Leur diversité clinique est en parfaite opposition avec leur similitude étiologique : toutes en effet étaient provoquées par le *Bacillus enteritidis*, dans l'une ou l'autre de ses variétés. Dans tous les épisodes ci-dessus relatés, ce microbe a pu être

(1) SILBERSCHMIDT, *Zeitschr. f. Hyg.*, vol. XXX.
(2) GAFFKY et PAAK, *Arbeit. aus d. Kaiserl. Gesundheitsamte*, vol. VI.
(3) GŒBEL, *Loc. cit.*

isolé des viandes malades ; son pouvoir pathogène a été nettement établi ; on l'a de plus retrouvé le plus souvent chez les
victimes, soit dans les selles pendant la vie, soit dans les
organes après la mort ; on a enfin, depuis 1897, invariablement
confirmé son intervention par l'épreuve des propriétés agglutinantes des sérums.

Le rôle néfaste des « viandes malades » est ainsi désormais
établi de manière irréfutable. Il faut ajouter que d'autres
viandes, certainement infectieuses, ont été expertisées sans
être livrées à la consommation, de telle sorte qu'heureusement
la « preuve humaine » a fait défaut ; c'est ainsi que B. Fischer
a rencontré le *Bacillus enteritidis* dans la rate d'une vache
atteinte de mammite et confisquée ; Basenau (1), à l'abattoir
d'Amsterdam, signale un bacille très voisin (*Bacillus morbificans bovis*) dans des lésions diverses de la vache : métrite,
pyohémie, etc. ; Pfeiffer (2), à Rostock, dit que sur 11 viandes
de veaux envoyées à l'expertise pour cause de pneumonie ou de
dysenterie chez l'animal, 3 renfermaient le *Bacillus enteritidis*.

Il nous faudrait maintenant ne point être obligé de clore
ce chapitre primordial sur les notions isolées qui précèdent ;
nous devrions pouvoir dire que telle ou telle affection de
l'animal est dangereuse, en ce sens qu'elle est due à des
germes toxiques pour l'homme, et susceptibles de l'infecter par
l'alimentation. Malheureusement, les quelques renseignements
signalés plus haut, découverts au hasard des faits (et surtou
des instructions judiciaires) constituent tout ce que nous
savons sur l'étiologie des maladies du bétail transmissibles à
l'homme sous forme d'intoxications (en y ajoutant nos connaissances sur le hog-choléra, discutées à propos de la bactériologie).
Il serait urgent cependant de fixer l'opinion sur l'expansion,
parmi les animaux servant à l'alimentation, des microbes du
groupe *enteritidis*, éminemment pathogènes pour l'homme.
Les vétérinaires, à de rares exceptions près, ne paraissent pas
avoir compris l'intérêt qui s'attache à la solution de cette

(1) BASENAU, *Loc. cit.*, et *Arch. f. Hyg.*, vol. XXXII, 1898.
(2) PFEIFFER, *Munch. med. Wochenschr.*, février 1908.

question ; il serait grand temps qu'ils apportent à son étude la persévérance et la sagacité qu'ils ont accordées à d'autres maladies : morve, tuberculose, etc., si bien étudiées par eux.

L'insuffisance de nos connaissances à cet égard est pleine de dangers ; elle ne permet pas de sanction précise et logique. C'est ainsi qu'au Congrès de Bruxelles (1903) le rapporteur a pu déclarer que la diarrhée des veaux, de même que la septicémie des veaux, infections colibacillaires, ne rendent pas la viande insalubre ; mais un membre du Congrès ayant cité des accidents consécutifs à la consommation de veaux atteints de diarrhée, l'assemblée décide ce qui suit : « Les propositions formulées par le rapporteur sont adoptées », c'est-à-dire que les viandes de veaux atteints de diarrhée ou de septicémie sont considérées comme salubres ; et, à la ligne suivante : « L'assemblée décide que l'entérite diarrhéique aiguë des veaux doit entraîner le rejet de la viande (1) ». Comprenne qui pourra ces conclusions bien difficiles à concilier. Il est d'ailleurs parfaitement certain que l'exclusion univoque de toute bête malade entraînerait une perte commerciale considérable, et non justifiée dans la grande majorité des circonstances; encore est-il absolument indispensable que des études suivies nous fixent définitivement sur les maladies qui peuvent être dangereuses et sur celles qui ne le sont pas.

État de la viande. — On pourrait croire que l'état de la viande se trouve considérablement modifié à la suite des maladies dont il vient d'être question; c'est exact dans quelques cas, d'ailleurs exceptionnels; cela n'est pas dans la grande majorité des circonstances. Chose qui n'étonnera point le médecin, car on ne ferait pas souvent le diagnostic des maladies causes de la mort chez l'homme, si l'on n'avait à sa disposition que les membres, à l'exclusion des viscères. Chez l'animal, l'examen des viandes séparées des viscères ne serait pas moins illusoire. Sans doute, la viande de Meirelbeke était franchement altérée, de coloration rouge brun violacé, mollasse,

_____

(1) Comptes rendus du Congrès d'hygiène de Bruxelles, t. III, p. 20 et 21.

collante au doigt, visqueuse et se déchirant facilement. Mais,
dans la plupart des épidémies, aucune altération macroscopique
ne décelait la toxicité. La viande de Breslau, confisquée, ne présentait à l'expertise rien d'anormal, comme couleur, odeur et
consistance. Celle de Rumfleth, provenant d'une vache atteinte
d'accidents puerpéraux, ne parut nullement mauvaise à l'équar-
risseur, qui en consomma avec 18 autres personnes de sa
famille; toutes d'ailleurs furent malades. Un morceau fut
expédié au laboratoire de Kiel le 21 septembre (quatre jours
après l'abat); « cette viande, dit B. Fischer, ne se distinguait
nullement d'une autre viande de vache fraîche par la
couleur ou la consistance; on ne pouvait percevoir qu'une
légère odeur douceâtre... On fut surpris de constater que le
3 octobre un morceau de cette viande, laissé à la glacière,
n'avait pris aucune mauvaise odeur ». La viande d'Aertrycke
paraissait de bonne qualité; pour celle qui fut expertisée par
Gœbel, « l'odeur était celle de la viande fraîche... A la coupe,
le tissu avait l'aspect rouge de la viande saine ».

Dans d'autres épisodes, l'état de l'animal resta inconnu; il
n'était cependant pas douteux, en raison des circonstances
étiologiques, que l'intoxication provenait d'une maladie
de la bête, et cependant la chair musculaire se montra
« normale d'aspect » (Uhlenluth) ou « irréprochable comme
goût, odeur et aspect » (Trautmann). De même, si la
viande avait été confisquée dans les cas rapportés plus
haut (Basenau, B. Fischer), c'était en raison des maladies
constatées, nullement à cause des altérations du tissu musculaire.

Ces exemples, qu'on pourrait multiplier, montrent surtout
combien est délicate l'*expertise de la viande en quartiers ou en
morceaux* ; au point de vue des intoxications par les salmonelloses, de beaucoup les plus importantes par leur nombre et
leur gravité, cette expertise *ne saurait conférer aucune sécurité.*

Au moins serait-il permis d'espérer que l'inspection de
l'animal entier, à l'abattoir, devrait suffire à prévenir tout
accident; certaines observations obligent à garder quelques
doutes à ce sujet. A Frankenhausen (Gärtner), à Sirault

(Herman), à Rotterdam (Pœls et Dhont), etc., l'animal avait été inspecté et la viande reconnue saine ; elle était pourtant incontestablement toxique.

De semblables faits ne doivent pas surprendre outre mesure, ce qui n'empêche de les trouver inquiétants. Les lésions ne sont manifestes que si la maladie évolue déjà depuis un certain temps ; au début, au contraire, elles sont probablement peu accusées et passent volontiers inaperçues. Pourtant, même à cette époque, il peut exister une septicémie ; au moins peut-on le supposer par analogie avec ce qui se passe dans la fièvre typhoïde humaine ; dans cette dernière, on le sait, la septicémie est réalisée dès le début de la maladie. Les choses peuvent se passer de même façon pour les salmonelloses des animaux (elles se passent ainsi pour une des salmonelloses humaines, l'infection paratyphoïde B). L'observation suivante de Basenau (1) vient à l'appui de cette hypothèse. Une vache avait été abattue après avoir vêlé ; il n'y avait pas d'altérations macroscopiques, et la viande fut considérée comme saine. Deux jours après, le boucher, très consciencieux, rapporta la viande, qu'il ne trouvait pas bonne ; de fait, l'ensemencement du cerveau et de produits utérins avait donné des cultures de *Bacillus morbificans bovis*. La culture positive du cerveau indique bien que la septicémie était déjà réalisée et que, par suite, la viande était infectée, malgré les constatations favorables de l'inspection sanitaire.

INFLUENCE DE LA QUANTITÉ INGÉRÉE. — On s'est également préoccupé de savoir s'il y avait une relation entre la quantité d'aliment toxique ingérée et la gravité des accidents. Gärtner constate la proportionnalité entre ces deux éléments, au moins pour les sujets qui ont consommé la viande crue (à Frankenhausen) ; mais cette règle ne se vérifie pas dans beaucoup d'autres circonstances, en particulier à Horb (Scheef) et à Gand (Van Ermengem). C'est du reste assez naturel, car il n'est guère vraisemblable que l'infection soit réalisée partout au même degré dans toutes les parties de l'aliment suspect.

(1) BASENAU, *Loc. cit.*

Notons en passant qu'une très petite quantité de viande peut suffire à engendrer l'intoxication. A Breslau, 20 grammes de viande environ (Kœnsche) provoquèrent des accidents sérieux ; de même à Cotta certains malades n'avaient ingéré qu' « une pointe de couteau » de hachis. Dans ces deux exemples d'ailleurs la viande fut ingérée à l'état cru, circonstance très aggravante, on va le voir.

MODE D'EMPLOI DE LA VIANDE. — Le mode de préparation de la viande n'est pas sans importance. Dans la plupart des cas, on a pu constater que, même cuit ou rôti, l'aliment reste toxique ; mais, comme il fallait s'y attendre, la nocuité est souvent moindre à l'état cuit qu'à l'état cru. Il semble d'ailleurs que l'usage des viandes crues, en particulier sous forme de hachis, se répande de plus en plus en Allemagne, terre classique des empoisonnements alimentaires. De toutes façons, et abstraction faite de toute autre considération, la crudité des viandes ne peut que multiplier les chances d'infection pour l'homme. Dans les épidémies de Düsseldorf (Trautmann), de l'ouest de Berlin (Jacobson, Kutscher), de Breslau (Kœnsche), de H... (Fromme), etc., c'est en hachis, généralement à l'état cru, que la viande toxique fut ingérée ; fait surprenant pour ces deux derniers exemples : à Breslau, nous avons dit que l'animal présentait des lésions viscérales grossières, ce qui n'a pourtant donné à la chair musculaire aucune propriété organoleptique répugnante pour le consommateur ; à H..., il s'agissait d'une viande de porc : l'enquête apprit que, sous le nom de hachis de bœuf, le boucher avait en réalité livré un mélange de hachis de bœuf et de hachis de porc, dans le but de donner au produit un meilleur aspect. Par contre, dans d'autres épidémies, la viande avait été mangée cuite ; il en est ainsi dans les épisodes rapportés par B. Fischer à Rumfleth, par Fokker et Philippse, etc. ; la cuisson n'empêcha pas les accidents, pas plus d'ailleurs que le rôtissage dans un village de la Flandre orientale (Gœbel).

Dans nombre d'épidémies, la viande fut consommée à l'état cru par certaines personnes, à l'état cuit par d'autres personnes ; presque toujours ces dernières furent moins sûrement ou moins gravement atteintes. Si les détails manquent à cet

égard pour les épidémies de Hausledt (B. Fischer) et de Neunkirchen (Drigalski), nous sommes mieux fixés dans d'autres
circonstances : à Horb, la viande crue fut nettement moins
toxique ; à Cotta, les 4 décès (sur 136 malades) surviennent uniquement chez des personnes qui ont mangé la viande crue.

A Frankenhausen (1), le tableau est mieux précisé : les accidents survinrent en mai 1888, après ingestion de viande de
vache abattue pour entérite ; à l'ouverture du corps, on trouva
seulement de la rougeur en certains endroits de l'intestin
grêle ; le vétérinaire déclara la viande saine, cette viande ne
paraissant pas altérée. Gärtner dit que, sur 58 malades, 13 ont
ingéré la viande crue, 10 le foie cuit ou rôti, 2 le poumon,
29 de la viande cuite et de la soupe, 3 de la soupe, 1 de la
viande à moitié cuite. Alors que sans exception tous les
consommateurs de viande crue furent empoisonnés, 36 au
moins des personnes qui avaient fait usage de viande cuite,
de soupe ou de foie rôti demeurèrent indemnes. Il y eut
une victime, un jeune ouvrier de vingt et un ans, qui avait
mangé 800 grammes de viande crue le jour même de l'abatage ; il succomba en trente-cinq heures.

Le fait est donc bien certain : la viande peut être toxique malgré
la cuisson. Rappelons d'abord qu'il ne faut pas s'illusionner sur
nos procédés culinaires : s'il est établi que le *Bacillus enteritidis*
est assez peu résistant, qu'il succombe à un chauffage de quinze
minutes à 65° (Van Ermengem), de dix minutes à 65°-70°
(B. Fischer), il n'en est pas moins démontré que bien souvent
cette température n'est pas atteinte dans les aliments cuits.
Vallin (2) a fait voir que, dans les viandes rôties, la température
centrale ne dépasse souvent pas 50° et même 45° ; que sur des
jambons de 5 kilogrammes la température profonde n'atteint
pas 60° après trois heures de cuisson. Suivant Wohlflügel et
Hüeppe (3), Munk et Uffelmann (4), il faut prolonger trois
heures et demie la cuisson à 101° d'une cuisse de veau pour

(1) Gartner, *Loc. cit.*
(2) Vallin, *Revue d'hygiène*, 1881.
(3) Wohlflügel et Hüeppe, *Mittheil. aus d. Kais. Gesundh.*, vol. I.
(4) Munk et Uffelmann, *Die Ernährung des Menschen.* Vienne, 1887.

voir la température profonde atteindre de 71° à 89° ; il faut quatre heures pour voir la température centrale d'un jambon s'élever à 75°-78° ; et le rôtissage est encore moins efficace : après une heure de séjour dans le four à rôtir à 120°-130°, une cuisse de veau accusait une température de 52° à 8 centimètres de profondeur. On conçoit que, dans la pratique, les conditions de stérilisation du *B. enteritidis* spécifiées plus haut ne sont aucunement réalisées ; à propos de l'épidémie de Morseele, Van Ermergem put d'ailleurs s'assurer qu'un pâté, infecté au préalable par le bacille de Morseele, préparé et cuit suivant la pratique des charcutiers, n'était aucunement stérilisé : des parcelles prélevées au centre donnèrent des cultures de *B. enteritidis*.

Dans la majorité des cas, la stérilisation de la viande était donc illusoire ; les germes restaient vivants, la maladie relevait autant de l'infection que de l'intoxication. Mais, dans quelques circonstances, la stérilisation est certaine. Il en est ainsi par exemple chez les gens qui ont uniquement consommé du bouillon ; de même, à Neunkirchen (1), certains des malades avaient seulement mangé des morceaux gros comme le doigt, cuits une première fois pendant trois à quatre heures, et cuits à nouveau avant le repas. Ici, il est bien évident que tous les bacilles étaient tués, que par suite les accidents étaient d'ordre purement toxique.

L'inefficacité relative de la cuisson s'explique d'ailleurs facilement par le fait, signalé plus haut (p. 19), que les toxines du *B. enteritidis* résistent à des températures très élevées. Un chauffage suffisant tue les microbes, mais n'altère que peu leurs poisons.

Ces constatations ont quelque importance, car elles démontrent que les viandes de cette nature restent dangereuses, même soumises à un chauffage prolongé ; il en résulte que la mise en pratique du « freibank » est, pour elles, inadmissible ; la destruction pure et simple s'impose, avec désinfection bien entendu.

(1) DRIGALSKI. *Festschrift R. Koch's*, 1903.

CAUSES DE LA « MASSIVITÉ » DES ACCIDENTS. — Les accidents de ce groupe sont généralement massifs ; ils intéressent simultanément et à la même époque un nombre considérable de personnes. Cela tient à ce que ces diverses personnes ont toutes consommé d'une même viande toxique, provenant d'un même animal ; la maladie de cet animal est généralisée, maladie *totius substantiæ*, et, à défaut même d'autre preuve, la généralité des accidents suffirait à le démontrer : peuvent être également touchés ceux qui mangent la chair musculaire, d'où qu'elle provienne, ou ceux qui mangent les viscères, quels que soient ces viscères. L'aliment le plus répandu est évidemment la viande rouge, le muscle ; il est donc évident que non seulement les viscères, mais encore les muscles, sont infectés. Les preuves de cette *infection généralisée* abondent ; l'une des meilleures est la facilité et la constance avec lesquelles les germes toxiques ont pu être isolés du corps des animaux incriminés, quand les circonstances ont permis l'expertise. Le plus souvent toutefois la viande seule a été examinée, les organes n'ayant pu être découverts, ou se trouvant en état de décomposition très avancée au moment de l'expertise.

Le *B. enteritidis* fut trouvé dans la viande par Gärtner à Frankenhausen, par Kœnsche, Pœls et Dhont, Pouchet, Drigalski, Gœbel, etc. ; il fut trouvé dans la viande et dans la moelle osseuse par Gärtner (à Cotta), par de Nobelé (à Aertrycke), dans la moelle osseuse par Van Ermengem (à Morseele) ; dans le sang, la viande et la moelle osseuse par Van Ermengem (à Meirelbeke). Dans quelques cas, on a pu constater sur les coupes que ce bacille formait de véritables embolies capillaires : dans la viande de Frankenhausen, *un nombre considérable de petits vaisseaux étaient obstrués par des amas de bacilles* (Gärtner) ; même constatation pour la viande de Meirelbeke, où l'on trouva *à l'intérieur des vaisseaux des masses formées d'une infinité de microbes*, tassés les uns contre les autres, véritables colonies microbiennes qui ont même par places distendu les parois des capillaires (Van Ermengem).

Ces dernières observations sont particulièrement intéressantes parce qu'elles permettent de fixer en quelque sorte le terme ultime de la maladie : à son plus haut degré, elle n'est pas seulement une *septicémie*, elle provoque par prolifération *in situ* des germes dans les vaisseaux de véritables *embolies microbiennes*. A un degré moindre, elle provoquera seulement une septicémie, sans embolies ; mais les germes se trouvent néanmoins répandus partout, et par suite tous les tissus et tous les organes seront infectés. A cet égard, les salmonelloses se comportent d'ailleurs toutes de façon à peu près identique, qu'il s'agisse du hog-choléra, du *B. enteritidis* ou de toute autre espèce voisine.

Rien de plus facile par conséquent que d'expliquer ce fait surprenant qu'un animal peut être toxique dans sa totalité, bien que sa viande ne paraisse pas sensiblement altérée, bien que parfois même les viscères paraissent peu touchés. Cependant cette loi n'est pas absolue ; dans certains cas, une partie seulement de l'animal s'est montrée nocive. Ainsi, à Rotterdam, la toxicité parut être prédominante sur les quartiers postérieurs ; pourquoi cette localisation ? il est plus facile de le supposer que de le démontrer ; on peut accepter toutefois que les membres postérieurs s'infectent plus facilement, en raison de leur proximité de l'abdomen, source probable des infections de cette nature ; précisément, Portet (1) constate que le muscle psoas, voisin de la masse abdominale, s'infecte plus vite chez les animaux de boucherie que le muscle iliolombaire, sensiblement plus éloigné. Les cas semblables sont d'ailleurs tout à fait exceptionnels.

Il est moins rare de voir les viscères se montrer seuls toxiques, alors que la viande ne l'est pas, ou l'est moins. Le fait peut se comprendre parce que les viscères constituent pour la plupart des germes un terrain de culture particulièrement approprié, en même temps qu'un point de fixation pour leurs toxines ; notion bien mise en évidence par la pathologie moderne (Roger, etc.), et en réalité fort ancienne, comme permet de le supposer une prescription du code sanitaire des

_____

(1) Portet, Les microbes de la viande. Thèse de Toulouse, 1899-1900.

anciens Hébreux, d'après laquelle les organes étaient « sage-
ment proscrits, même quand ils sont fournis par des animaux
tout à fait sains » (1). A la nocivité spéciale des viscères
s'ajoute encore le fait qu'ils servent souvent à la confection de
pâtés, aliments volontiers toxiques, à la fois parce qu'il est difficile de les stériliser (Voy. p. 40) et parce que leur préparation
compliquée les expose à des contaminations accidentelles ;
sur ce point on reviendra plus loin (Voy. *Viandes travaillées*).

Latence possible de la toxicité. — On a beaucoup discuté la
question suivante : à quelle époque, combien de temps après
l'abatage, une viande se montre-t-elle toxique ? Question
importante au point de vue pratique, et qui le fut un moment
au point de vue plus général de l'essence même des accidents.
On a essayé en effet de montrer, récemment encore, que les
accidents dus aux viandes apparaissent toujours quand l'aliment a été conservé quelque temps ; ces accidents seraient
dus purement et simplement à la putréfaction. Cette question
est aujourd'hui définitivement jugée, le rôle primordial des
salmonelloses est au-dessus de toute contestation, et c'est fort
brièvement que nous réfuterons plus loin les arguments des
derniers partisans — *rari nantes* — de la putréfaction.

On conçoit que les viandes sont généralement consommées
un certain temps après l'abatage ; c'est la pratique courante
de tous les pays civilisés, et par suite il est difficile de mesurer la nocivité de la viande fraîche, sitôt abattue. On doit
rappeler toutefois l'observation de Gärtner (à Frankenhausen) :
un ouvrier consomma 800 grammes de viande le jour même
de l'abatage, et succomba. La nocivité immédiate des viandes
toxiques n'est donc aucunement douteuse. Dans l'épidémie
rapportée par Fokker et Philippse, le veau fut consommé à
l'état frais ; à Aertrycke, à Rumfleth, deux jours après l'abatage ; à Morseele, un des veaux mourut dans la nuit du 13 au
14 août, sa chair fut débitée le lendemain même ; l'autre veau
fut tué dans la même nuit, et sa chair vendue le lendemain

---

(1) Cité par Van Ermengem, *Bull. de l'Acad. de méd. de Belgique*,
1895.

matin. Toutes ces viandes se montrèrent fortement toxiques,
malgré le temps relativement court qui s'était écoulé depuis
la mort de la bête.

Il est donc indubitable que la viande, même fraîche, est
toxique. Cela ne veut aucunement dire qu'elle possède d'emblée son maximum de toxicité ; elle peut le devenir davantage
ultérieurement. Dans certains cas, il semble même que la viande
ne s'est pas montrée dangereuse à l'origine, mais qu'elle l'est
devenue par la suite. On peut citer à cet égard l'observation
de Drigalski (1) : à Neunkirchen, le cheval malade, porteur
d'abcès et très fatigué, fut sacrifié le 19 mai ; la viande fut
vendue le 20, préparée sous forme de saucisses le 21 et le 23 ;
elle se conserva d'ailleurs fort bien. Les premiers consommateurs ne furent pas malades ; c'est seulement le 27 mai,
huit jours après l'abatage, que les accidents apparurent, chez
des gens qui pour la plupart avaient mangé la viande cuite ou
sous forme de « saucisson de Lyon », et pour quelques-uns
sous forme de hachis cru. Le boucher et l'abatteur mangèrent
de cette viande (elle n'avait donc probablement pas mauvaise
apparence) et furent malades. D'autre part, la viande, dans les
premiers jours, renfermait indubitablement un certain nombre de microbes ; pourtant elle n'a pas provoqué d'accidents,
constatation qui bat fortement en brèche l'hypothèse connue
de Trautmann (p. 23) : dans cette hypothèse, la viande ingérée
les premiers jours aurait dû provoquer des infections paratyphoïdes. En tout cas, ici on a pu constater une sorte de
« latence » dans les qualités infectieuses de la viande, bien que
la viande dût être originellement infectée, en raison de la
maladie même du cheval.

Dans un ordre d'idées analogue, Kutscher, Jacobson (2)
signalent le fait suivant : dans l'ouest de Berlin, du 9 au
11 septembre, 90 personnes présentèrent des symptômes
typiques d'empoisonnement alimentaire gastro-intestinal ;
les accidents étaient survenus après l'ingestion de viande, le

(1) Drigalski, Loc. cit.
(2) Kutscher, Loc. cit. — Jacobson, Berlin. klin. Wochenschr.,
mars 1907.

plus souvent crue; cuite, elle ne donna que des indispositions sans gravité; il y eut 3 décès. La viande provenait des quartiers de devant d'un bœuf, achetés par le boucher au début de la semaine, vendus au détail sans inconvénient connu les jours suivants, pour se montrer toxiques seulement le samedi soir. Quant aux quartiers antérieurs et aux viscères du bœuf, leur sort est ignoré.

On ne put résoudre la question de savoir si la viande était infectée d'emblée, ou si elle se trouva contaminée dans la boucherie; dans les selles du boucher et de sa servante, on trouva le *Bacillus enteritidis*: Jacobson en conclut que vraisemblablement ce sont eux qui ont contaminé la viande. Kutscher ne partage pas cette opinion, parce que les bacilles disparurent des selles peu de temps après l'examen, de telle sorte que les deux personnes peuvent fort bien avoir été simplement victimes, et non causes, de l'épidémie.

Quoi qu'il en soit, ces incertitudes ont au moins l'avantage de suggérer l'un des modes possibles de contamination accidentelle des aliments; cette contamination accidentelle est d'ailleurs particulièrement fréquente dans certaines formes d'intoxication, que nous étudierons plus loin (p. 51).

Empoisonnements par viandes conservées. — Nous avons eu en vue jusqu'ici les viandes fraîches, consommées peu de temps après l'abatage; dans quelques circonstances, on met en cause la *viande conservée* (1) de diverses manières. En mai 1889, Karlinsky (2) relate un empoisonnement survenu à Stolacz, par de la viande de *chèvre* séchée au soleil, suivant la coutume de l'Herzégovine. Barker (3) signale ensuite 24 cas d'intoxications après consommation de *corned-beef*; il y eut un décès. Plus récemment, d'après Pottevin (4), un jambonneau

---

(1) Viande conservée de diverses manières, en dehors des « conserves de viande » proprement dites. Pour ces dernières, voy. plus loin, p. 74.

(2) KARLINSKY, *Centralbl. f. Bakter.*, vol. VI.

(3) BARKER, *Brit. med. Journal*, vol. II.

(4) POTTEVIN, Gastro-entérites infectieuses (*Ann. de l'Institut Pasteur*, 1905).

rendit malade toutes les personnes, au nombre de cinq, qui en firent usage. Dans ces trois exemples, il s'agissait bien d'infections à *Bacillus enteritidis*, mais l'état de l'animal qui avait fourni la viande est resté inconnu. L'observation de Curschmann (1) est, à certains égards, plus complète : une viande boucanée est cuite le 18 juin, et consommée le même jour (avec la soupe) par 8 personnes ; aucune n'en ressentit de malaises, sauf un garçon qui se plaignit de coliques le lendemain. Le 19 juin, soupe et viande sont réchauffées et consommées, quelques personnes mangent la soupe, d'autres la viande ; toutes sont malades (sauf un garçon, qui n'y touche pas), et présentent dans la nuit suivante de la diarrhée, des coliques, des frissons, de la fièvre. Ici, l'aliment, à peu près inoffensif le 18, était devenu très toxique le lendemain. La viande provenait d'un porc sain, dont une partie avait été consommée sous forme de saucisson, sans inconvénient ; des morceaux restants du même porc furent examinés, sans résultat bactériologique. Le *Bacillus enteritidis* fut rencontré dans les selles des malades. Il semble bien, dans ce cas, que l'infection de la viande a dû être non pas primitive, mais accidentelle, réalisée au cours de sa conservation. Premier exemple probable d'un mode d'infection des aliments sur lequel il y aura lieu de revenir plus longuement dans l'étude des accidents par viandes travaillées, dont nous abordons maintenant l'histoire.

Empoisonnements par viandes travaillées (hachis, saucisses, etc.). — Les empoisonnements par *viandes « travaillées »* sont assez nombreux, et le nombre des cas publiés s'est accru surtout dans ces dernières années. Dans plusieurs des épidémies dont il a été question précédemment (épidémies de Morseele, de Rohrsdorf, de Düsseldorf, et bien d'autres), il s'agissait en réalité de viandes consommées après avoir été travaillées, sous forme de hachis, de pâtés, de saucisses, etc. ; mais, dans les mêmes épidémies, d'autres personnes avaient consommé la viande sans préparation spéciale qui permette de la ranger dans le

(1) CURSCHMANN, Zwei Massenerkrankungen (*Zeitschr. f. Hyg.*, vol. LV).

groupe des viandes travaillées ; la cause des accidents résidait alors certainement dans une maladie du bétail. Les faits que nous allons exposer sont différents ; ici, la viande a été consommée *seulement après avoir été travaillée*, c'est-à-dire *transformée en saucisses, cervelas, galantine*, etc. Il intervient alors dans la genèse de l'infection de l'aliment des conditions extérieures encore incomplètement élucidées, qu'il y aura lieu tout au moins de discuter brièvement.

Rappelons tout d'abord quelques faits d'observation. A Gand, Van Ermengem (1) signale, en octobre 1895, 12 cas d'intoxications avec un décès, provoqués par la consommation de *cervelas* composé de porc, reconnu sain, et de filet de bœuf fumé en petite quantité. Le *Bacillus enteritidis* fut retrouvé dans les saucissons suspects, de même que dans les organes d'une victime de l'épidémie.

Ailleurs on incrimine la *saucisse*. A Bruges (2), pendant l'été de 1899, une quarantaine de personnes furent atteintes de vomissements, diarrhée persistante, coliques, etc., à la suite de l'ingestion de viandes foraines, saucisses et tête pressée, confectionnées avec de la viande de porc (de Nobelé). A Bologne (3), en 1906, d'après Tiberti, l'ingestion de saucisse provoqua une gastro-entérite épidémique ; tous les malades avaient mangé la saucisse cuite, sauf un jeune homme qui en avait absorbé 60 grammes à l'état cru et qui succomba en quarante heures. Dans les deux cas, le *Bacillus enteritidis* fut découvert dans la viande suspecte.

Lévy et Fornet (4) attribuent peut-être au saucisson, plus probablement au pouding, des accidents gastro-intestinaux survenus à Strasbourg chez 7 personnes d'une même famille. C'est le même épisode qui paraît être rapporté ailleurs par Krehl, Kayser et Kahn (5), qui attribuent les accidents au sau-

---

(1) Van Ermengem, *Revue d'hygiène*, 1897.
(2) De Nobelé, *Loc. cit.*
(3) Tiberti, *Loc. cit.*
(4) Lévy et Fornet, *Centralbl. f. Bakt.*, Orig., 1906, vol. XLI.
(5) Krehl, Kayser et Kahn, *Deutsche med. Wochenschr.*, 1906, p. 326.

cisson. Six malades présentèrent simplement des symptômes gastro-intestinaux, avec fièvre passagère, mais chez l'une d'elles il y eut des taches rosées ; la dernière victime présenta une affection à forme typhoïde, sans taches rosées et sans infection sanguine.

Divers cas de choléra nostras survinrent de même douze heures après ingestion de *hachis cru*, d'après une relation de Berger (1).

De tous ces épisodes, le plus dramatique est l'épidémie de Gr... (Suisse), rapportée par Heller (2). Dans ce village de 500 à 600 habitants, 36 personnes tombèrent malades un à deux jours après avoir fait usage de *saucisson de foie* : fièvre, vomissements, diarrhée, accidents cholériformes dans les cas graves ; 4 décès. On constate ici une sévérité extrême de l'infection ; la mortalité (11,11 p. 100) est la plus forte qui ait été relevée dans les intoxications alimentaires à forme gastro-intestinale.

Un travail récent de Liefman (3) fournit des indications suggestives. Dans une caserne, 50 hommes furent intoxiqués (faiblesse, diarrhée, etc.) après avoir consommé du *hachis cru* fait de viande de bœuf et de viande de porc ; on sut que deux autres clients du même boucher avaient présenté à la même époque des accidents semblables. On trouva le *Bacillus enteritidis* dans les selles des malades ; mais, chose curieuse, ce même bacille fut rencontré dans les fèces de deux garçons de la boucherie, et le sérum de ces deux garçons présentait exactement les mêmes propriétés agglutinantes que les sérums des malades ; l'un des deux avait souffert d'une légère indisposition peu de temps avant l'épidémie. Dans la viande incriminée, on trouva en outre une forte proportion d'acide sulfureux (0,01596 gr. par 100 grammes de viande), sel employé pour la conservation des aliments ; suivant Wahlbaum, ces doses peuvent endommager la muqueuse digestive de l'homme, et il est fort possible que la présence de SO^2 ait favorisé l'éclosion des accidents.

Au même groupe appartiennent les accidents relatés par

(1) Berger, *München. med. Wochenschr.*, 27 mars 1903.
(2) Heller, *Loc. cit.*
(3) Liefman, *Loc. cit.*

E. Sergent (1). Dans une famille de 7 personnes survinrent des empoisonnements alimentaires à forme cholérique particulièrement grave (Voy. observation clinique, p. 13), et consécutifs à l'ingestion de pâté de *galantine à la gelée*. L'expertise bactériologique, faite par Netter et Ribadeau-Dumas (2), permit de retrouver le bacille dans les selles des malades, en même temps que leur sérum présentait des propriétés spécifiques nettement accusées.

D'autres faits du même genre ont été publiés, avec les mêmes constatations bactériologiques ; les exposer plus longuement ne nous apporterait aucune notion nouvelle. La question primordiale qui se pose est celle-ci : *d'où vient l'infection des aliments?*

Autant la solution était simple et bien assise dans le cas des « viandes malades » dont il a été question plus haut, autant ici nous nous trouvons en présence d'un problème ardu, souvent insoluble. Il est bon toutefois de rappeler certaines constatations qui ne sont pas sans intérêt. Les viandes travaillées peuvent être très toxiques ; souvent même les atteintes qu'elles provoquent éveillent plus que dans tout autre cas l'idée d'un empoisonnement aigu ou du choléra (obs. de Sergent, de Van Ermengem à Gand) ; ailleurs les accidents sont tout autres et rappellent beaucoup plus l'embarras gastrique fébrile, sinon la fièvre typhoïde (obs. de Lévy et Fornet). Accidents disparates par conséquent, ce qui permet de supposer une cause étiologique non univoque.

Cette cause étiologique est surtout et avant tout l'infection ; mais sans doute cette infection spécifique est-elle aidée dans son action par d'autres causes adjuvantes, au moins dans quelques circonstances. Il en était vraisemblablement ainsi pour le cas de Liefman, qui accorde à l'acide sulfureux constaté dans la viande une influence favorisante ; à propos de l'épidémie de Strasbourg, Kayser constata que le nombre des germes, infini au début dans le saucisson suspect, s'était réduit à quelques

(1) SERGENT, *Loc. cit.*
(2) NETTER et RIBADEAU-DUMAS, *Soc. de biol.*, 1907.

E. SACQUÉPÉE. — Empoisonn. alimentaires. 4

centaines au bout d'une semaine. Il ne saurait évidemment s'agir de purification spontanée ; la disparition rapide des germes ne peut être attribuée qu'à la présence d'un antiseptique, probablement ajouté par le charcutier dans un but de préservation. Et cet antiseptique, destructeur des microbes, — cellules vivantes, — ne doit pas être inoffensif pour les tissus de l'organisme humain. Cette addition d'antiseptiques conservateurs, dangereux pour l'homme, est probablement un fait fréquent.

Si l'on ajoute si volontiers des « sels de préservation » aux viandes travaillées, cela tient à leur mode même de préparation ; sans qu'il soit facile de le démontrer, il est évident qu'on emploie souvent pour les confectionner des viandes de qualité douteuse, en particulier les viandes malades ou les viandes avariées, dont il est question ailleurs ; il serait parfois difficile d'écouler ces dernières telles quelles, tandis que leur incorporation à un aliment complexe permet de voiler leurs mauvaises qualités organoleptiques par l'adjonction de produits divers.

A cette première cause d'infériorité des viandes travaillées vient s'en ajouter une autre, non moins importante : c'est que le « travail », tel qu'on le pratique probablement partout, est loin d'être aseptique, si même il est propre. Ainsi Stroscher(1) trouve dans les hachis frais du commerce six millions de germes par gramme ; dans ceux préparés par lui-même, avec les meilleures conditions de propreté, il compte encore 900 000 germes. La richesse microbienne habituelle des viandes travaillées est donc excessive.

Seulement, pour les accidents qui nous occupent en ce moment, une seule catégorie de germes est à retenir : ce sont les microbes du type *enteritidis*. Leur présence a été à maintes reprises ou constatée ou nettement démontrée. D'où viennent-ils ?

Deux hypothèses sont possibles : ou bien *l'un des composants employés était primitivement infecté;* ou bien *le produit s'est*

(1) Stroscher, an. in *Revue d'hygiène*, 1902.

trouvé contaminé soit pendant la fabrication, soit ultérieu-
rement.

La première hypothèse se réalise certainement en pratique ;
dans plusieurs épisodes attribués plus haut aux « viandes malades », c'est-à-dire aux viandes originellement infectées, les
consommateurs ont fait usage de viandes travaillées : ici, les
manipulations même ne pouvaient être que pour peu de chose
dans les accidents. Seulement, quand on a affaire à des saucissons, cervelas, etc., fabriqués avec des viandes dont l'origine ne peut être retrouvée — et c'est presque toujours le cas
— on conçoit que cette hypothèse ne peut être démontrée.
Dans la pratique, telle est probablement l'éventualité la plus
fréquente ; il subsiste toujours un doute sur l'infection origi-
nelle possible de la viande.

Quant au deuxième mode d'infection, — la contamination
accidentelle, — on l'a plus d'une fois constatée. Par exemple,
à Rostock, Riemer (1) fut appelé à étudier une épidémie de
63 intoxications alimentaires, sans décès ; l'aliment toxique
était le saucisson. On put trouver le *Bacillus enteritidis* dans
les selles des malades, dans le saucisson, mais pas dans les
restes de la viande du porc ; cette viande n'était donc pas
infectée d'emblée, elle a été nécessairement contaminée
après l'abatage. Pour les cas de ce genre, la contamination
semble pouvoir se produire de différentes façons ; à l'heure
actuelle, on peut considérer comme vraisemblables les deux
modes suivants : *contamination par des sujets humains infectés ;
contamination par contact avec des aliments ou des objets
infectés.* En ce qui concerne les sujets humains, on sait qu'un
certain nombre peuvent être « porteurs de bacilles », c'est-
à-dire héberger et éliminer à l'état chronique des microbes
pathogènes ; la plupart de ces porteurs se recrutent d'ailleurs
parmi les anciens malades. Il est rapporté, par exemple, dans
l'observation de Kutscher et Jacobson, et aussi dans celle de
Liefman, que des personnes travaillant à la boucherie
avaient été légèrement malades peu de temps avant l'appari-

(1) RIEMER, *München. med. Wochenschr.* février 1908.

tion de l'épidémie ; les fèces de ces personnes renfermaient une salmonellose au moment où l'examen en fut pratiqué. Malheureusement, l'examen fut fait à propos de l'épidémie, c'est-à-dire après les accidents d'intoxication alimentaire. Le dilemme qui se pose alors est aussi simple à énoncer que difficile à résoudre : ces personnes ont-elles provoqué l'épidémie en infectant les aliments, par suite de leur malpropreté ; ou bien ont-elles été, elles aussi, victimes de la même épidémie ? Pour répondre à ce dilemme, il faudrait avoir établi au préalable si les sujets en cause étaient ou n'étaient pas porteurs de bacilles : dans l'affirmative, il serait fort acceptable de les considérer comme étant causes de la contamination des aliments. Mais on conçoit combien une semblable démonstration est difficile à faire dans la pratique. Il faut ajouter en outre qu'une semblable modalité d'infection doit être tout à fait exceptionnelle, d'après les faits publiés ; s'il en était autrement, chaque épidémie devrait laisser survivre un nombre plus ou moins élevé de porteurs de bacilles, et ceux-ci devraient à leur tour devenir plus tard la cause d'épidémies ultérieures, filles de la première ; à ma connaissance, des faits de cet ordre n'ont jamais été publiés.

Par contre, l'hypothèse de la contamination par contact avec des aliments infectés s'appuie sur des vraisemblances empruntées à l'étiologie. C'est ainsi que, dans les observations rapportées par Fromme, 29 personnes avaient bien fait usage de viande de porc malade, renfermant le *Bacillus enteritidis*, mais 3 autres personnes n'avaient pas consommé de cet aliment ; par contre, elles avaient mangé du foie de bœuf, provenant de la même boucherie. Ces trois personnes appartenaient à la même famille, elles furent empoisonnées en même temps que les 29 précédentes ; et toutes ces conditions réunies rendent parfaitement vraisemblable l'opinion, émise par Fromme, que le foie de bœuf a été contaminé dans la boucherie même, par contact (direct ou indirect) avec le porc toxique. A Düsseldorf, les empoisonnements provenaient de la viande de plusieurs chevaux ; mais il fut établi, dit Trautmann, « qu'un morceau provenait d'un cheval dont les autres parties

furent vendues sans provoquer d'accidents... En tenant compte
de ces faits, et de l'enquête de la police qui établit la malpropreté
extrème du local où se confectionnaient les saucisses et des
nombreux instruments employés, on est forcé d'admettre pour
le morceau de viande en question une infection consécutive
au traitement subi, dans la charcuterie, par la viande primitivement altérée ». L'infection a pu se faire, ou par contact
avec la viande toxique, ou par les instruments mal nettoyés ;
en tout cas, il est nécessaire de supposer ici encore une
contamination accidentelle.

Une fois la viande infectée, elle sert de milieu de culture extrèmement propice. Cette expérience de Trautmann
le démontre nettement : un morceau de viande saine de
$12 \times 8 \times 3$ centimètres est ensemencé sur un bord à l'aide de
1 centimètre cube de culture en bouillon de *Bacillus enteritidis* ;
en vingt-quatre heures, le morceau entier est rempli de bacté-
ries. On voit avec quelle rapidité progresse la culture.

Bien que les modes d'infection accidentelle des viandes
travaillées ne soient pas irréfutablement démontrés, on voit
que néanmoins un certain nombre de mécanismes logiques
peuvent être invoqués ; ces considérations ne sont pas sans
intérêt au point de vue de la prophylaxie.

***Empoisonnements par d'autres aliments : gâteaux à
la crème, légumes, poissons.*** — Nous venons de voir que
si, dans la grande majorité des cas, la viande se montre toxique
parce qu'elle provient d'un animal malade, dans d'autres cas,
au contraire, elle se contamine secondairement, après l'abatage. Infection primitive dans la première alternative, infection accidentelle dans la seconde ; les mèmes questions se
posent encore pour des empoisonnements du même genre
provoqués par d'autres aliments.

Les moins rares surviennent après ingestion de *gâteaux à la
crème*, ou d'aliments analogues. Diverses épidémies ont attiré
l'attention sur ce point dans les dernières années ; malheureusement, on a rarement eu l'occasion de les étudier scientifiquement et de spécifier leur nature. Exception doit être faite
pour les observations de Vagedes et de Curschmann.

Vagedes (1) rapporte qu'en juillet 1904 deux familles séparées firent usage d'un même gâteau à la semoule ; dans les deux familles, tous les consommateurs, au nombre de huit, tombèrent violemment malades dans les vingt-quatre heures (troubles gastro-intestinaux); il y eut un décès ; restèrent indemnes, au contraire, plusieurs personnes des mêmes familles qui n'avaient pas touché au gâteau. Ce dernier se composait de semoule, biscuits, pommes, lait, sucre, poudre de vanille, et trois œufs d'oie. On trouva le bacille pathogène dans les excreta des malades et à l'autopsie du décédé; malheureusement l'aliment ne put être analysé.

L'épidémie observée à König par Curschmann (2) est très analogue. Vingt-deux personnes furent prises d'accidents sérieux : troubles gastro-intestinaux, céphalée, fièvre (39 à 40°), tachycardie (120 à 164), parfois ictère ; il y eut un décès. Les symptômes débutèrent cinq à six heures après l'ingestion d'un pudding, renfermant du lait, des œufs, du sucre, de la gélatine, de la vanille et des framboises. On trouva le *Bacillus enteritidis* dans les excreta des malades et dans les restes de pudding, tandis que, fait intéressant, on ne put le découvrir dans aucun des composants qui entraient dans la fabrication du pudding.

De cette dernière remarque, Curschmann tire la conclusion qu'elle paraît au premier abord devoir comporter: si aucun des éléments constituants (œufs, lait, etc.) ne se trouvait infecté, alors que le pudding l'était sûrement, c'est, semble-t-il, parce que la contamination s'est produite en cours de fabrication, chez le pâtissier. Seulement, la conclusion de Curschmann me paraît un peu forcée ; car, s'il a pu retrouver un échantillon du lait, de la gélatine, etc., employés à la fabrication, il est évidemment impossible qu'il ait analysé les œufs ; le fait que d'autres œufs de même provenance ne sont pas infectés ne prouve aucunement la non-infection des œufs utilisés par le pâtissier.

(1) VAGEDES, Paratyphus bei einer Mehlspeisen Vergiftung (*Klinisches Jahrbuch*, vol. XIV).
(2) CURSCHMANN, *Loc. cit.*

En fait, la cause de l'infection n'est pas facile à trouver.
Comme la viande, le gâteau à la crème (ou tout autre produit
analogue) se trouve être un excellent milieu de culture,
renfermant pour les microbes une sélection remarquable
d'aliments de choix ; il serait difficile de constituer artificiellement un milieu de culture plus riche, plus approprié au
développement des bacilles d'intoxication alimentaire, comme
aussi un milieu plus trompeur, en ce sens que son état semi-
solide ne permet pas de modification extérieure bien marquée,
que d'ailleurs la présence d'aromates divers se charge de voiler
toute trace de senteur anormale. On comprend que dans ces
conditions l'intoxication est facile, une fois l'aliment infecté ;
elle peut en outre se diffuser sur une grande échelle, si d'aven-
ture l'infection porte sur une masse importante de pâtisserie,
ultérieurement destinée à un grand nombre de personnes.

Quant à la source de l'infection dans ces empoisonnements
par aliments complexes, elle peut être cherchée, ou dans une
contamination accidentelle, ou dans l'infection primitive de
l'un des aliments. La première éventualité est possible, nous
l'avons discutée plus haut (p. 51) à propos des viandes, et il
n'y a pas lieu d'y revenir. Rappelons seulement que
Curschmann s'y rallie dans son interprétation de l'épidémie
de König.

L'autre hypothèse, infection par un des composants (1), est
ici particulièrement intéressante, parce qu'elle a été longuement discutée. On a bien vu de suite qu'il y avait lieu d'incriminer surtout soit le lait, soit les œufs, et guère les autres
produits incorporés au gâteau. Vagedes, de même que la plupart des auteurs amenés à étudier des faits analogues, concluent
en faveur d'une infection par les œufs. Carles a en effet avancé
que l'œuf peut se contaminer à son passage dans l'oviducte,
que par suite tout œuf, même frais, peut être infecté. En fait,
Vagedes a trouvé des germes divers dans les œufs dits « frais »
pris sur le marché, sans jamais y rencontrer toutefois de

(1) Pour cette discussion, voy. en outre : ROUGET et DOPTER, *Hygiène alimentaire* in Traité d'hygiène de BROUARDEL, CHANTEMESSE et
MOSNY, fasc. IV. — LECOQ, BAIZE, Thèses de Paris, 1905-1906.

germe analogue au *Bacillus enteritidis*. Il faut en outre tenir compte de certains échanges, parfois étranges. Quelques industries (clarification du vin, photographie, etc.) emploient surtout le blanc d'œuf; d'autres (mégisserie, biscuiterie, etc.) ont besoin du jaune; la partie inutilisée est conservée et cédée ensuite (dans quel état de conservation !) à d'autres commerces, en particulier à la pâtisserie. Inutile de souligner le danger de pareils agissements.

Au point de vue de l'étiologie précise, nos connaissances sur le lait sont plus avancées; on sait en effet [Delépine (1), B. Fischer (2), etc.] que le lait de vache peut éventuellement véhiculer le *Bacillus enteritidis*; on sait aussi que la vache peut être atteinte de mammite due au même groupe microbien, et c'est précisément à l'ingestion du lait d'une vache atteinte de mammite que B. Fischer attribue les accidents survenus à Futterkamp. De même, le lait est susceptible de contamination accidentelle par les mains des valets de ferme ou des porteurs, par le lavage des récipients ou le mouillage, par mélange avec du lait infecté. Pour le moment, il n'est donc pas possible d'éliminer de manière certaine le rôle du lait; le fait que le lait a dû être porté à l'ébullition dans la fabrication des crèmes (Baize) permet toutefois de soupçonner, sans l'affirmer, que les germes pathogènes ont dû être tués.

Quoi qu'il en soit, la question reste à l'étude. Elle se pose d'ailleurs assez souvent en France; on signale divers épisodes du même genre que les précédents, dans lesquels toutes les circonstances: incubation des accidents, symptômes cliniques observés, lésions anatomiques, etc., portent bien le cachet habituel des intoxications par les salmonelloses. Voici quelques renseignements succincts à cet égard: les accidents par les crèmes de pâtisserie sont fréquents surtout dans certaines régions [Paris et la banlieue, Gironde (3), Rhône, etc.]. Quelques épidémies sont très étendues : 150 cas à Bordeaux, en juin 1902, avec 2 décès ; 116 cas à Valence

(1) DELÉPINE, *Journal of Hygiene*, 1903.
(2) B. FISCHER, *Loc. cit.* (*Zeitschr. f. Hyg.*).
(3) Voy. PEYTOUREAU, Thèse de Bordeaux, 1902.

d'Agen, mars 1901, avec 3 décès ; dans la Seine, épidémies
nombreuses : 50 cas avec 1 décès à Auteuil (1902), 25 cas avec
1 décès dans le quartier de la Porte Saint-Denis (1904), 40 cas
et 1 décès à Saint-Mandé (1905), etc. Il est évidemment regret-
table que nos connaissances ne soient pas mieux fixées sur des
accidents si peu exceptionnels.

A titre de rareté, il faut citer également les infections par
les *légumes* et par les poissons. Pour les légumes, Rolly (1)
rapporte que, le 22 janvier 1905, 250 personnes furent atteintes
à Leipzig des symptômes typiques d'empoisonnement alimentaire. Les accidents étaient manifestement survenus à la suite
de l'ingestion de conserves de haricots. Dans des conserves de
même provenance examinées vingt heures après le repas
suspect, on trouva un nombre considérable de bacilles du type
enteritidis (60000 à 107000 par anse). Ces conserves avaient
d'ailleurs été fortement chauffées avant l'usage, sans doute
assez pour tuer la plupart des germes.

De même S. Ulrich (2), dans une petite épidémie d'empoisonnements provoqués par ingestion de *poissons*, établit
nettement que les accidents étaient dus à un microbe du même
groupe.

Or, des intoxications par les poissons (3) ont été signalées
à différentes reprises. En dehors des idiosyncrasies, aussi
banales que mystérieuses, de certains sujets à l'égard des
crustacés, des mollusques ou des poissons, tous faits qui
sortent de notre cadre, on a décrit des accidents plus sérieux.
Une partie se rattache au botulisme (*ichtyosisme paralytique*),
il en sera question plus loin ; une autre partie rentre dans le
groupe des accidents toxi-infectieux (*ichtyosisme gastro-
intestinal*). Les manifestations cliniques de cet ichtyosisme
gastro-intestinal débutent quinze à vingt-quatre heures après
le repas ; leur analogie avec les intoxications par les salmo-

(1) ROLLY, *München. med. Wochenschr.*, novembre 1906.
(2) S. ULRICH, *Zeitschr. f. Hygiene*, vol. LIII, 1906.
(3) Voy. en particulier : MILLET, *Arch. de méd. milit.*, 1886. —
VIGNON, Thèse de Paris, 1902.

nelloses est frappante : troubles gastro-intestinaux, à tendance cholériforme, parfois accompagnés de manifestations cutanées (urticaire, érythème, desquamation) qui ont permis à von Soppe de distinguer une forme érythémateuse tout à fait arbitraire et qu'il n'y a pas lieu de conserver.

En France, divers accidents survenus à la suite de l'ingestion de *morue salée*, particulièrement dans la marine et dans l'armée (Bertherand, Bérenger-Féraud, Hœckel, Millet, etc.), ont d'autant plus fixé l'attention des observateurs que généralement la morue avait subi l'altération particulière traduite par une teinte rosée ou rouge (*morue rouge*) ; mais le banal rouge de la morue, c'est un fait certain, n'est pas la cause de la toxicité accidentelle. Dans les empoisonnements signalés plus haut, S. Ulrich a rencontré un microbe qu'il assimile au bacille paratyphique B ; il est donc fort vraisemblable, et l'étude clinique corrobore cette hypothèse, qu'*un certain nombre de cas d'ichtyosisme gastro-intestinal sont provoqués par des salmonelloses*. La salaison ne met pas à l'abri du danger, car Stadler a montré que les salmonelloses résistent fort bien au contact prolongé du sel pendant quatre semaines. Nous sommes manifestement trop peu documentés sur ce sujet, et il est fort désirable que nos connaissances soient étendues.

Épidémies non spécifiées, probablement dues aux salmonelloses. — Épidémie de Wurzen (Saxe) (1). — En 1877, un bœuf charbonneux provoqua 233 atteintes d'intoxications, avec 8 décès ; certaines personnes avaient mangé la viande crue, d'autres la viande cuite ou diversement préparée. Les accidents furent en général rapportés à une « intoxication putride ».

Flinzer, épidémie de Chemnitz (Saxe), juillet 1879 (2). — En deux jours, 241 personnes sont empoisonnées après ingestion de viande de bœuf en hachis ou en saucisson ; 2 décès. Flinzer met en cause le charbon intestinal, mais il paraît avoir été seul de son avis. Le Comité vétérinaire de Dresde, en particulier, suppose un « empoisonnement septicémique ». Peut-être la bête incriminée avait-elle « les poumons suppurés ».

(1) *In* Polin et Labit.
(2) Flinzer, *Vierteljahrschr. f. gericht. Med.*, t. XXXIV.

Polin et Labit (1), épidémie du camp d'Avord. — 227 hommes sont malades après avoir ingéré de la viande de bœuf froide. Les atteintes survinrent pour quelques hommes le jour même du repas, pour la plupart dans les vingt-quatre à trente-six heures. Symptômes essentiels : coliques, nausées, diarrhée, anxiété, parésie extrêmement accusée des membres inférieurs, céphalée, délire; mydriase très marquée; parfois crampes, délire, selles sanglantes, etc. Un décès au quatorzième jour (ecchymoses de l'estomac et du gros intestin, tuméfaction des plaques de Peyer). Un autre des malades se suicida trois mois après les accidents; son intoxication avait été courte (cinq jours); à l'autopsie, on trouva des ecchymoses de l'intestin et des cicatrices du gros intestin. Dans la masse de viande suspectée, l'articulation de l'épaule avait été trouvée sanieuse et rejetée en raison de son aspect et de son odeur.

Darde et Viger (2), épidémie d'Abbeville. — En juin 1894, 135 hommes malades sur 144 qui ont consommé la viande d'un veau; 2 décès. L'état de l'animal est inconnu. — Épidémie de Quéant : 7 personnes empoisonnées en juin 1894 pour avoir fait usage de la viande d'un veau abattu parce qu'il était malade; la viande consommée le 24 et le 25 juin ne causa pas d'accidents; elle se montra toxique seulement le 27.

Sergeant (3), épidémie du Bizet (franco-belge). — En juin 1903, 170 personnes au moins sont empoisonnées par la viande d'un veau abattu pour « faiblesse », et probablement atteint d'entérite. Un décès.

Fièvre typhoïde et intoxications carnées : les épidémies suisses. — On a beaucoup discuté sur les relations de la fièvre typhoïde avec les empoisonnements par la viande, et il va sans dire que les convictions les plus contradictoires y ont répondu. Exposons d'abord les faits, terrain solide d'observation.

A Andelfingen (4), le 10 mai 1839, 727 personnes étaient réunies pour une réunion musicale. Au repas, on consomma du veau et du porc; cinq ou six jours après la fête, 440 per-

(1) POLIN et LABIT, Les empoisonnements alimentaires. Paris, 1890.

(2) DARDE et VIGER, *Archives de méd. et de pharm. milit.*, t. XXV, 1895.

(3) SERGEANT, Infections alimentaires par la viande de veau. Thèse de Lyon, 1903-1904.

(4) D'après POLIN et LABIT, *Loc. cit.*

sonnes parmi les précédentes tombèrent malades. L'affection évolua chez la plupart d'entre elles comme une fièvre typhoïde; il y eut 10 décès. L'histoire de cet épisode reste un peu confuse, la fièvre typhoïde étant encore mal dégagée à cette époque. Dans la même région, Staub à Thalweil (1845) et Émile Mueller à Allenstein (1869) auraient observé des faits analogues.

Beaucoup plus précise est la relation de l'épidémie qui sévit à Kloten (1). Le 30 mai 1878, 690 personnes y participaient à une fête chorale. Aux repas, le restaurateur servit de la viande de veau, à laquelle certains trouvèrent mauvaise apparence. La viande provenait de deux veaux malades, abattus en pleine agonie dans une localité voisine. Des 690 personnes présentes, 240 furent empoisonnées; d'autres firent usage des mêmes viandes, de telle sorte qu'il y eut au total 686 atteintes primitives; celles-ci, à leur tour, déterminèrent 49 atteintes secondaires, par contact. Les accidents commencèrent chez quelques personnes vingt-quatre ou quarante-huit heures après la fête, mais se limitèrent dans ce cas à une gastro-entérite légère. Chez d'autres, le début fut plus tardif (le cinquième ou sixième jour dans 40 p. 100 des cas, parfois jusqu'au neuvième jour); il apparut d'abord de la céphalée, de la fatigue générale, etc., et peu à peu survinrent des manifestations plus typiques : fièvre continue, accélération proportionnelle du pouls, hypertrophie considérable de la rate, éruption profuse de taches rosées, etc.; la diarrhée fut rare; il y eut quelques rechutes, quelques phlébites, quelques hémorragies intestinales. Comme complications inusitées, on nota un délire fréquent, très intense, et des adénites cervicales, surtout inguinales, etc. Six décès; à l'autopsie, lésions classiques de la fièvre typhoïde. Les observateurs qui ont vu les malades ont porté le diagnostic de fièvre typhoïde.

Peu après, Huguenin (2) rapporte une épidémie analogue, bien que plus restreinte. A Birmenstorf, un veau de quatre jours, qui avait les « eaux jaunes », est abattu et con-

(1) Huguenin, *Correspondenzbl. f. schweizer Aerzte*, 1878 et 1879.
— Waldner, *Berlin. klin. Wochenschr.*, 1878.
(2) Huguenin, *Correspondenzbl. f. schweizer Aerzte*, 1879.

sommé par deux familles, dans lesquelles huit personnes
furent atteintes. Cinq d'entre elles, soignées à l'hôpital
de Zurich, présentèrent toutes une fièvre typhoïde caractéristique. L'incubation avait été fort courte (quinze heures
environ). Une des cinq malades de Zurich avait probablement
été infectée secondairement, par contact. Elle succomba le
quatrième jour, — seul décès de l'épidémie.

A Würenlos (1) et dans quelques localités voisines éclatèrent
brusquement, en fin juin et début de juillet 1880, une quarantaine de cas d'empoisonnements alimentaires, consécutifs
à l'ingestion de viande contaminée par suite d'un contact avec
une autre viande de veau malade, dont on sait seulement
qu'il avait « l'ombilic enflammé et les pattes enflées ». Sur
29 malades suivis, 5 présentèrent simplement un peu de
diarrhée pendant huit à dix jours et ne s'alitèrent que peu de
temps (deux ou trois jours) ou pas du tout. Dans 14 autres cas,
la maladie, plus grave, débuta deux à six jours après le repas,
pour évoluer pendant trois à quatre semaines: diarrhée,
ténesme, parfois vomissements au début; plus tard, céphalée,
insomnie, fatigue générale, sensibilité abdominale, anorexie, etc.; taches rosées nombreuses du septième au neuvième
jour. Chez les 10 malades restants, l'évolution fut plus
grave, durant quatre à six semaines : fièvre élevée (jusque
40°,8), pouls rapide (jusque 120), dicrote, etc.; 5 hémorragies,
4 décès, dont 3 enfants demeurant dans la même maison. —
Wyss insiste sur le caractère typique de la roséole. Pour lui,
les cas bénins appartiennent à la gastro-entérite, mais les
cas sérieux sont des « maladies générales identiques à la
fièvre typhoïde ».

Tout aussi suggestive est l'observation de Nieriker (2).
A Spreitenbach, 120 personnes consommèrent la viande d'une
vache morte de métrite septique; 40 seulement furent atteintes.
Cinq éprouvèrent des symptômes d'intoxication dans les deux
premiers jours; elles présentèrent uniquement des vomis-

(1) Wyss, Ueber typhöse Erkrankungen d. Fleischgenuss (Correspondenzbl. f. schweizer Aerzte, 1881).
(2) Nieriker, Correspondenzbl. f. schweizer Aerzte, 1882.

sements et de la diarrhée et guérirent en huit à quatorze jours, après avoir présenté un « état gastrique », sauf 2 d'entre elles qui furent atteintes quelques jours après d'une maladie typhoïde typique. Les sujets tombés malades après trois jours au moins (de trois à dix-neuf jours) se divisent en trois groupes : les uns souffrirent pendant huit à dix jours d'un état gastrique fébrile ; chez d'autres, la maladie évolua pendant deux à trois semaines, caractérisée par une fièvre élevée, soutenue, une langue sèche, la constipation habituelle ; dans quelques cas, hypertrophie de la rate et éruption discrète de taches rosées ; chez les derniers (11 malades) on vit évoluer durant trois à quatre semaines une fièvre continue avec habitus typhique, météorisme, taches rosées, rate grosse, etc. Ici encore, constipation. Pas de bronchite, pas d'hémorragie intestinale. Aucun décès.

En regard de ces quatre épidémies suisses, dans lesquelles on a vu évoluer des affections qu'il serait aventureux de ne pas appeler « maladies typhoïdes », que nous apprend l'histoire des autres épidémies d'empoisonnements alimentaires? C'est en vain que j'y ai cherché des documents établissant d'une manière irréfutable l'existence de la fièvre typhoïde. On parle parfois d' « états typhiques », avec fièvre, fatigue générale, etc.; mais, comme le disent très bien Polin et Labit (1), des états typhoïdes ne constituent pas la fièvre typhoïde, et les infections les plus disparates sont susceptibles de les provoquer.

A diverses reprises, on signale ces « états typhiques » aussi rapidement apparus que rapidement dissipés, durant quelques jours. Plus souvent, les auteurs décrivent une gastro-entérite, plus ou moins prolongée, volontiers fébrile ; syndrome analogue à l'embarras gastrique fébrile. Il est incontestable que ce dernier ressemble beaucoup aux formes cliniques bénignes des épidémies suisses ; il est non moins incontestable que cet embarras gastrique est volontiers l'œuvre du bacille d'Eberth ou des bacilles paratyphiques ;

(1) POLIN et LABIT, *Loc. cit.*, p. 55.

mais il est aussi la traduction d'infections tout autres, complètement étrangères, et singulièrement nombreuses.

Accepte-t-on la nature typhique des gastro-entérites toxialimentaires, on est forcé d'admettre la même étiologie pour la presque totalité des accidents alimentaires ; ce serait élargir singulièrement le domaine des maladies typhoïdes, et surtout faire injure aux lois bien assises de la clinique ; car cette dernière ne nous montre pas des épidémies entières d'embarras gastriques éberthiens ou paratyphiques, sans qu'à ces fébricules se mêlent un certain nombre de maladies parfaitement caractérisées comme fièvre typhoïde ou fièvre paratyphoïde.

Or, à ma connaissance, jamais, en dehors des épidémies suisses, on n'a décrit dans les intoxications par la viande un seul cas de fièvre typhoïde incontestable. Depuis Gärtner (1892) jusqu'à Riemer (1908), on signale banalement la gastro-entérite, jamais une fièvre typhoïde légitime. Si on a décrit parfois des « états typhiques « (Van Ermengem, Rocchi, etc.), la lecture des documents, quand ils sont explicites, ne permet nullement de conclure à une maladie typhoïde. Les faits qui évoquent le plus le souvenir de cette dernière maladie me paraissent être ceux de Krehl, Kayser et Cahn ; il en a déjà été question plus haut, je les rappelle au point de vue clinique : des sept victimes, six présentèrent de la fièvre, disparue en trois jours, et en même temps de l'hypertrophie de la rate ; chez une de ces six personnes survint une éruption de taches rosées. La septième malade, après avoir subi les premières manifestations gastro-intestinales, habituelles dans les intoxications, fut de suite atteinte de maladie générale avec céphalée, fièvre d'intensité moyenne (maximum 39°,3) ayant persisté dix-huit jours, météorisme, hypertrophie de la rate, néphrite. Mais, chose curieuse, jamais on ne vit apparaître de taches rosées ; il n'y avait pas non plus de septicémie sanguine (deux hémocultures négatives) ; de telle sorte que, à cette soi-disant fièvre typhoïde, il manquait les deux éléments fondamentaux : taches rosées, infection sanguine. Certes, c'est une maladie *analogue* à la fièvre typhoïde, ou à la fièvre paratyphoïde (à peu près identiques l'une à l'autre); mais analogie n'est pas identité. Et il en est de même des autres observations rapportées dans les autres épidémies (celles de la Suisse exceptées).

Je sais bien que, récemment, B. Fischer (1) a signalé une épidémie de 85 cas de fièvre paratyphoïde, observée à Kiel, et attribuée par lui à une infection par la viande. La plupart des victimes étaient des clients, habituels ou accidentels, du même boucher; ces premiers malades auraient en outre contaminé d'autres sujets sains. Les 85 cas sont survenus à des dates différentes, étagées du 8 mai au 31 juillet (surtout du 8 au 31 mai), et Fischer suppose qu'une même viande malade a été débitée d'abord à l'état frais, puis sous forme de viande conservée. Si le fait était indiscutablement établi — il demeure malheureusement bien hypothétique — il prouverait tout au moins l'origine alimentaire possible des fièvres paratyphoïdes; mais il s'agit là d'infections véritables, sans phase prémonitoire d'intoxication, et par suite il paraît bien difficile de faire rentrer ces observations dans le cadre des « intoxications » alimentaires.

En définitive, les seules épidémies, jusqu'ici relatées, dans lesquelles on ait vu survenir simultanément et des intoxications alimentaires et des maladies typhoïdes, sont les anciennes épidémies suisses. Il convient de noter que les cinq localités qui en furent le théâtre sont voisines les unes des autres, toutes situées dans les deux cantons voisins de Zurich et d'Argovie, rayonnant autour de Zurich, dont les sépare une distance maxima de 35 à 40 kilomètres. Il faut remarquer en plus que, sauf celle d'Andelfingen (d'ailleurs de beaucoup la moins démonstrative), toutes les épidémies suisses sont survenues dans l'espace de trois années (1878 à 1881). Ces circonstances de temps et de lieu me paraissent n'être pas sans importance; on peut se demander s'il n'a pas existé à cette époque en Suisse une maladie spéciale du bétail,

(1) B. Fischer, Zur Epidemiologie des Paratyphus (*Festschrift von Robert Koch*, 1903).

disparue dans la suite, et inconnue ailleurs. Cette maladie était probablement provoquée par un germe appartenant au groupe des salmonelloses, mais différant des *Bacillus enteritidis*, étudiés depuis, précisément par la propriété d'engendrer chez l'homme une affection véritablement typhoïde. En tout cas, c'est l'interprétation qui me paraît susceptible de mieux expliquer les faits. Et s'il est vrai que la fièvre typhoïde — ou paratyphoïde — indiscutable peut faire suite aux empoisonnements par la viande, c'est uniquement jusqu'ici l'histoire des anciennes épidémies suisses qui en fait la démonstration.

B. — EMPOISONNEMENTS PAR LE PROTEUS
(VIANDES AVARIÉES, POMMES DE TERRE)

Le rôle pathogène du *Proteus* dans les intoxications alimentaires n'est pas facile à démontrer. Contrairement en effet aux diverses races de *Bacillus enteritidis*, qui sont incontestablement capables de produire des maladies infectieuses du bétail, et qui ne se rencontrent pas dans les processus habituels de décomposition cadavérique, le *Proteus* est un agent habituel, banal de la putréfaction, et, d'autre part, il n'a pas été établi qu'il puisse provoquer des infections chez les animaux de boucherie, dans les conditions naturelles. L'expansion considérable du *Proteus* et sa présence normale dans les produits en voie de putréfaction ont pendant longtemps fait admettre que sa constatation dans les aliments toxiques n'avait aucune valeur; les idées sur ce sujet se sont toutefois profondément modifiées depuis quelques années.

Sans doute, rien ne permet d'attribuer un rôle pathogène au *Proteus* dans les observations de Johne (1), de Schrœder (2), de Klein (3) et de bien d'autres auteurs, qui signalèrent simplement la présence de ce germe dans des aliments sûrement toxiques (saucisson, viande, etc.). Il n'en est pas de même pour quelques épisodes plus récents, mieux étudiés, et qui

(1) JOHNE, cité par PORTET, Thèse de Toulouse, 1899.
(2) SCHRŒDER, an. in *Revue des sciences médicales de Hayem*, 1894.
(3) BUCHANAN et KLEIN, *British med. Journal*, 1899.

permettent de dégager dans ses grandes lignes l'histoire des accidents du groupe. Voici ce qu'ils nous apprennent.

Deux faits essentiels dominent l'étiologie, en ce qui concerne les viandes : *il s'agit toujours de viandes travaillées* (saucisse, saucisson, etc.), *ou bien de viandes mal conservées* ; d'autre part, *les victimes ont fait usage de viande crue*, alors que les consommateurs de viande bien cuite restent indemnes.

La viande mal conservée causa les accidents de Strasbourg. Dix-huit pensionnaires d'un même hôtel furent empoisonnés, l'un d'eux mourut ; la viande toxique était conservée dans une glacière mal entretenue, dont le fond était couvert d'une croûte glaireuse brunâtre, dégageant une mauvaise odeur. Lévy (1) trouva en abondance le *Proteus* dans la viande, dans la croûte de la glacière et dans les organes de la victime.

Plus souvent on incrimine les viandes travaillées. Silberschmidt (2) rapporte une épidémie de 45 cas, consécutive à l'ingestion d'un produit local, « Landjäger », fait de graisse de porc et de viande de vache ; les malades se plaignirent de vomissements, coliques, diarrhée, fièvre, prostration, etc. ; les accidents durèrent de un à trente jours ; il y eut un décès, sans lésions notables à l'autopsie. L'aliment toxique était à peu près normal comme caractères extérieurs ; il renfermait le *Proteus vulgaris*, alors que d'autres produits analogues, mais non suspects, n'en contenaient pas.

Dans l'épisode rapporté par A. Pfuhl (3), c'est le saucisson de bœuf qui est en cause. Vers 11 heures du soir, en avril, 81 soldats furent pris de douleurs d'estomac, de nausées, de vomissements et de diarrhée ; tous guérirent en quelques heures. Les accidents étaient manifestement dus à la consommation d'un saucisson, servi quatre à cinq heures auparavant.

(1) Lévy, *Arch. f. experim. Pathol. und Pharmakol.*, vol. XXXIV, 1894.

(2) Silberschmidt, Ein Beitrag zur Frage der sogen. Fleischverg. (*Zeitschr. f. Hyg.*, vol. XXX, 1899).

(3) A. Pfuhl, Massenerkr. durch Wurstgenuss (*Zeitschr. f. Hyg.*, vol. XXXV, 1900).

L'expérimentation établit nettement l'action pathogène du *Proteus mirabilis* décelé dans l'aliment suspect.

A peu près identique dans tous les détails est l'épidémie observée un peu plus tard par Schumburg (1) dans le Hanovre ; en mai, 34 personnes tombent malades après avoir fait usage de saucisson de bœuf ; accidents bénins, à évolution rapide ; *Proteus* virulent dans le saucisson.

Parfois la viande est à la fois mal conservée et travaillée, les deux conditions étiologiques s'additionnent. Ainsi à Mansfeld (2), une viande hachée provoqua 63 intoxications, parfois assez graves (céphalée, diarrhée, faiblesse générale, etc.), mais sans décès. La viande provenait d'une vache abattue d'urgence pour péricardite traumatique ; les morceaux se trouvaient empilés dans une cave sombre, la putréfaction avait commencé. Cette viande renfermait le *Proteus*.

Dans l'épisode de Mansfeld, Wesenberg spécifie l'influence de la cuisson : seules furent atteintes les personnes qui avaient mangé la viande crue ou insuffisamment cuite. Schumburg fait également remarquer que le chauffage à 50° imposé au saucisson de bœuf (épidémie du Hanovre) avant consommation ne suffisait pas à stériliser le produit. Glücksmann (3) put faire la même constatation, dans des circonstances plus dramatiques : la viande d'un porc abattu par nécessité à Saint-Gall (Suisse) fut consommée impunément, à l'état cuit, dans plusieurs familles ; deux hommes firent usage de cette même viande, mais à l'état cru et à demi fumée : tous deux tombèrent malades, l'un d'eux fut pris six heures après le repas de vomissements, diarrhée, fièvre, collapsus, etc.; il succomba en vingt-quatre heures. Le *Proteus* fut trouvé dans la viande toxique, ainsi que dans les organes de la victime.

Dans les faits précédents, auxquels on pourrait ajouter

(1) SCHUMBURG, Wurstvergiftung (*Zeitschr. f. Hyg.*, vol. XLI, 1902).
(2) WESENBERG, Ein Beitrag zur Bakter. der Fleischverg. (*Zeitschr. f. Hyg.*, vol. XXVIII, 1898).
(3) GLUCKSMANN, Fleischv. verurs. durch Proteus vulgaris (*Centralbl. f. Bakteriol.*, vol. XXV).

encore un cas de Jäger (1) (ictère infectieux, attribué à l'ingestion de saucisson, et dû au *Proteus*), il s'agissait d'empoisonnement par la viande. L'épidémie curieuse du camp de
Hammelburg (2), bien étudiée par Dieudonné, met en cause
le plus inoffensif des aliments, la *pomme de terre*. Le
23 octobre 1903, éclataient subitement 150 à 180 intoxications
alimentaires, localisées à un seul bataillon. Ces accidents
survinrent deux heures après le repas de midi : ils consis-
taient en céphalée, fatigue générale, coliques ; beaucoup des
malades étaient dans un grand état de prostration, un certain
nombre présentèrent des crampes, du collapsus cardiaque et
des syncopes ; une fois il y eut du délire. Les symptômes les
plus graves se montrèrent quatre heures après le repas ; ils
s'atténuèrent d'ailleurs très vite et disparurent dès le lendemain. L'enquête étiologique montra qu'on ne pouvait exclusivement incriminer qu'une salade de pommes de terre neuves ;
ces pommes de terre, épluchées et cuites la veille, n'avaient
été consommées qu'après conservation pendant une nuit et
une journée. De fait, la salade de pommes de terre fourmillait
de *Proteus*.

On voit que toujours, dans ces épidémies, se retrouve la
même observation : l'aliment suspect était fortement contaminé par le *Proteus*. Mais cette simple constatation ne suffit
pas, pour la raison, indiquée plus haut, que le *Proteus* se
rencontre d'une manière banale dans les processus de décomposition les plus divers, même quand cette décomposition
est peu avancée. C'est donc seulement en l'étayant sur des
bases expérimentales rigoureuses qu'on peut émettre l'opinion
d'une intoxication alimentaire par le *Proteus*. En fait, alors
que les microbes du groupe *Proteus* ne sont pas virulents dans
les circonstances ordinaires (Bodin, Feltz, etc.), au contraire
le pouvoir pathogène des échantillons microbiens rencontrés
dans les aliments toxiques a été largement démontré.

En effet, le *Proteus* incriminé était capable de tuer les ani-

(1) JAGER, *Zeitschr. f. Hyg.*, 1892.
(2) DIEUDONNÉ, Massenerkr. durch Kartoffeln (*Deutsche Militä-
rärzt. Zeitschr.*, t. XXXIII, 1904).

maux de laboratoire ; celui de Glücksmann tue le cobaye et la souris par inoculation ; de même, les animaux succombèrent après inoculation de la viande de Mansfeld, et dans les organes on ne trouva que le *Proteus*. Plus intéressantes sont les observations faites au cours d'autres expertises : les souris succombaient après avoir ingéré les aliments toxiques, le « Landjäger » de Silberschmidt, le saucisson de bœuf (Pfuhl, Schumburg), la salade de pommes de terre (Dieudonné), et à l'autopsie on trouvait le *Proteus* dans les divers organes ; les deux saucissons de bœuf étaient même pathogènes par voie digestive pour le rat, animal pourtant très résistant à la plupart des intoxications alimentaires. Chose curieuse et qui rappelle l'histoire du *Bacillus enteritidis*, ce *Proteus* toxique peut être nocif *per os* sans l'être par injections (Dieudonné). On voit que la virulence du *Proteus* mis en cause ne fait aucun doute, et cela dans les conditions mêmes indiquées par l'histoire des épidémies.

D'autre part, les aliments artificiellement infectés par le *Proteus* se montrèrent non moins toxiques pour les mêmes animaux : Schumburg, Pfuhl, Dieudonné le constatent pour la viande, Dieudonné pour la pomme de terre. Dieudonné signale en outre ce fait intéressant que la culture du *Proteus* sur pomme de terre se montre toxique seulement si le produit est placé à une température élevée, 18° à 37° ; laissée à 12°, elle demeure inoffensive. Et ce même *Proteus*, dont les cultures sur pomme de terre ou sur viande sont si dangereuses, ne se montre plus le moins du monde virulent quand on le cultive sur les milieux artificiels (bouillon ou gélose).

Ces diverses remarques permettent de supposer que les empoisonnements de ce genre sont bien à proprement parler des intoxications, c'est-à-dire qu'ils sont provoqués bien plus par les sécrétions microbiennes que par le microbe lui-même. La constatation que chez l'animal la multiplication du microbe n'est pas bien marquée, même dans les cas mortels (Glücksmann, Dieudonné, etc.) vient encore à l'appui de cette conception. Schumburg aurait même obtenu un filtrat (de cultures en bouillon) toxique, tuant les animaux par injection.

Mais la toxine est peu résistante, elle est très affaiblie à 58°-

60°, et annihilée par un chauffage à 65° pendant une heure (Pfuhl). Le microbe lui-même succombe à une température de 65° (Meyerhof), de telle sorte que la cuisson récente doit mettre sûrement à l'abri des accidents. C'est en effet ce que la pratique a démontré, nous l'avons vu plus haut.

Reste maintenant à élucider le point capital : comment se fait l'infection des aliments ? Ici, personne ne met en cause une maladie préalable de l'animal ; tout le monde s'accorde à dire que, dans tous les cas, la contamination est accidentelle. D'après ce que nous avons dit plus haut de la teneur bactérienne des viandes travaillées (p. 50), on conçoit combien de chances peut avoir le *Proteus* pour se glisser dans cette flore surabondante ; ces chances sont d'autant plus grandes que le *Proteus*, hôte normal de toute putréfaction, trouve des aliments à sa multiplication dans toute boucherie, charcuterie ou cuisine qui n'est pas tenue avec la plus rigoureuse propreté. Si l'on peut s'étonner de quelque chose, c'est bien de la rareté relative (au moins pour les faits indiscutables) des accidents semblables. Instruments, tables, mains, contact ou mélange avec des aliments avancés : tout peut servir à la fois de terrain nourricier et de véhicule d'infection. Dieudonné s'est assuré qu'une contamination minime des mains du cuisinier suffisait à ensemencer une grande masse d'aliments ; c'était d'ailleurs évident *a priori*.

Toutes ces observations posent une fois de plus un problème qui a été soulevé bien des fois : les intoxications alimentaires ne sont-elles pas simplement dues à la putréfaction des aliments ? Insoutenable pour les accidents provoqués par les salmonelloses, cette conception est évidemment ici singulièrement plus défendable. Elle est même exacte en un certain sens ; je veux dire que, le *Proteus* étant un agent assidu des décompositions organiques, sa présence indique au moins un début de putréfaction, au sens scientifique du mot, mais cela ne veut pas dire que les qualités organoleptiques des aliments soient nécessairement altérées de manière sensible. Encore est-il nécessaire que ce *Proteus* présente une virulence particulière, anormale, dont nous ignorons la raison d'être.

A elle seule, la putréfaction habituelle n'est peut-être pas extrèmement dangereuse pour l'alimentation ; elle se trahit toujours par son odeur même, quand elle est très avancée. On cite partout l'observation curieuse de Bollinger : un bœuf enfoui fut exhumé et consommé, sans provoquer d'accidents. De même, d'après Van Ermengem, certaines peuplades se nourrissent volontiers de viandes putréfiées, sans en ressentir d'inconvénients. Ne fait-on pas usage couramment, chez les peuples civilisés, de fromages, de gibier faisandé, etc., qui sont bien des aliments altérés au premier chef ? Brieger a isolé, il est vrai, du cadavre en putréfaction des ptomaïnes toxiques ; mais il lui a fallu traiter des cadavres humains entiers pour obtenir quelques milligrammes de ptomaïne. C'est tout à fait insuffisant pour expliquer les faits constatés dans les intoxications alimentaires. D'ailleurs, il est inutile de prolonger davantage la discussion sur un litige aujourd'hui tranché. Si les aliments putréfiés sont éventuellement toxiques, c'est que les conditions ambiantes, favorables au développement des microbes de la putréfaction, sont en même temps favorables à d'autres microbes, ceux-là pathogènes, et accidentellement présents. Quant aux ptomaïnes, elles appartiennent à l'histoire, et rien ne justifie le crédit qu'on leur a accordé pendant quelques années, — à moins de conclure, comme l'ont fait justement Polin et Labit, qu'elles représentent simplement les produits solubles de l'activité microbienne.

L'observation de Dieudonné soulève un autre problème : dans l'épidémie qu'il a étudiée, les accidents étaient provoqués par des pommes de terre. Or, on a rapporté un certain nombre d'intoxications dues à la pomme de terre, et leur étiologie n'avait jamais pu être élucidée d'une manière bien précise. Ce sont généralement les vieilles pommes de terre qui sont en cause. On a accusé la *solanine* ; suivant Meyer (1), on trouve dans les rejetons de vieilles pommes de terre $0^{gr},80$ de solanine par kilogramme, et $1^{gr},34$ quand elles sont envahies

(1) MEYER et SCHMIEDEBERG, *Arch. f. experim. Pathol.*, vol. XXXVI.

par les moisissures, alors que la teneur normale maxima est de $0^{gr},110$. De fait, dans une épidémie survenue en 1900 dans l'armée allemande, E. Pfuhl (1) put déceler dans les pommes de terre suspectes $0^{gr},38$ p. 100 de solanine ; chaque homme aurait avalé en moyenne $0^{gr},30$ de cet alcaloïde. Mais, dans la plupart des autres épidémies allemandes (Passau, Ulm, 1892 ; Wesel, 1898, etc.) (2), on ne signale pas cet excès de solanine ; en France, dans les deux grandes épidémies militaires, Cortial (3) à Lyon et Allain (4) à Vouziers signalent expressément que la proportion de solanine n'avait rien d'anormal. Le rôle de cet alcaloïde reste donc, dans la majorité des cas, bien hypothétique ; et, en se reportant à l'histoire de ces épidémies, on est frappé de leurs ressemblances cliniques et étiologiques avec celles de Hammelburg. En tout cas, cette analogie permet de présumer que les alcaloïdes préformés ont généralement moins d'importance étiologique que les êtres vivants ou leurs produits, aussi bien dans les empoisonnements par les pommes de terre que dans toutes les autres intoxications alimentaires.

C. — EMPOISONNEMENTS PAR LE COLIBACILLE, L'ENTÉROCOQUE, ETC.

D'autres germes encore ont été incriminés. A l'égard du *colibacille*, souvent rencontré dans les aliments suspects, la question se pose de même façon qu'elle se présentait tout à l'heure pour le *Proteus vulgaris* : c'est un germe très répandu, et qu'on retrouve souvent dans les viandes en voie de putréfaction, surtout au voisinage de la masse abdominale ; son invasion est d'ailleurs beaucoup plus rapide sur les viandes « saigneuses », c'est-à-dire provenant d'animaux malades (Portet). Mais, d'un autre côté, le même germe peut se rencontrer peu après la mort, chez les animaux atteints d'affections diverses : dans tous les cas sur des veaux abattus d'urgence

(1) E. Pfuhl, *Therapeutische Monatschr.*, 1900.
(2) Statistique médicale de l'armée allemande, années 1892 et suiv.
(3) Cortial, *Arch. de méd. et de pharm. milit.*, 1889.
(4) *In* Statistique médicale de l'armée française, 1904.

après la naissance, 2 fois sur 18 têtes de gros bétail abattu *in extremis*, d'après Van Harrevelt (1); les vétérinaires le considèrent, à la suite de Jensen, comme étant l'agent habituel des diarrhées si fréquentes du veau. On conçoit que, à défaut de recherches précises, il est actuellement difficile de savoir si la contamination des viandes par le colibacille relève d'une maladie de l'animal ou d'une contamination *post mortem*.

Dans nombre d'épisodes, on incrimine sans grandes preuves l'action du *Bacterium coli* : telles les observations de Dineur (2), Haan (3) et bien d'autres. Peut-être ce germe, inoffensif à lui seul, devient-il pathogène pour l'homme en présence d'autres microbes favorisants, comme le suggère Vaillard (4). Roger (5), dans des artichauts toxiques, signale l'association du colibacille avec un microcoque. Dans quelques observations, le rôle du coli paraît bien établi; Ladensdorf (6) a pu contrôler sa valeur infectante, au cours d'intoxications dues à la consommation de viande de veau, par la constatation des propriétés agglutinantes spécifiques du sérum. Holst, analysant un fromage accusé d'avoir provoqué des empoisonnements, avala par mégarde une dilution du produit en expertise dans du lait; il fut atteint de gastro-entérite : l'analyse ne permit de découvrir dans le fromage aucun autre germe pathogène que le colibacille. B. Fischer (7) ne rencontra encore que le même microbe dans les intoxications provoquées chez 10 personnes à Grünthal, et dans une autre épidémie de 28 cas apparue à Glückstadt après absorption de viande de porc : le colibacille fut trouvé dans les aliments suspects; il tuait régulièrement la souris par ingestion, en provoquant une

---

(1) VAN HARREVELT, cité par MARTEL, DE LOVERDO et MALLET, Les abattoirs publics, p. 67.

(2) DINEUR, Une épidémie de botulisme. Anvers, 1897.

(3) HAAN, an. in *Revue des sciences médicales de Hayem*, 1892.

(4) VAILLARD, in Mém. BAUDOUIN, *Arch. de méd. milit.*, 1906.

(5) ROGER, *Soc. de biologie*, 1898.

(6) LADENSDORF, *Centralbl. f. Bakteriol.*

(7) B. FISCHER, *Zeitschr. f. Hyg.*, 1902.

entérite hémorragique, — propriété incontestablement rare et suggestive. Sans être absolument hors de toute contestation, les faits précédents ne permettent pas moins de considérer comme très vraisemblable l'intervention éventuelle du colibacille dans certaines intoxications alimentaires ; ces dernières revêtent d'ailleurs la forme gastro-intestinale habituelle.

Rarement on a soupçonné des *microcoques*, bien qu'on les ait souvent rencontrés. Je crois inutile de contester la validité des deux observations où le staphylocoque fut rencontré. Mais je pense avoir démontré récemment que l'*entérocoque* peut, à l'occasion, provoquer des intoxications alimentaires (1).

Des accidents typiques, massifs (120 personnes environ), gastro-intestinaux, tous sans gravité, frappèrent les hommes qui avaient consommé un morceau de lard salé ; dans le lard incriminé, les cultures, ingestions et inoculations, permirent de retrouver l'entérocoque à l'état de pureté ; même succès dans les cultures des selles des malades. Cet entérocoque se montra virulent par ingestion pour les souris et, à un moindre degré, pour le cobaye. Il sécrétait dans les cultures en bouillon des poisons thermostabiles. Dans ce cas, il est probable que l'infection de la viande s'est faite après abat, et sans doute d'autres épisodes bénins seront-ils susceptibles de la même interprétation.

D. — EMPOISONNEMENTS PAR LES CONSERVES DE VIANDES (2).

Quelques accidents survenus dans l'armée, d'ailleurs souvent dramatisés beaucoup plus que ne le comportaient leur nombre et leur gravité, ont montré que les *conserves de viandes* (j'entends par là les viandes conservées en boîtes et stérilisées par la chaleur) peuvent être éventuellement toxiques quand elles sont mal préparées ou mal conservées. Les recherches de ces dernières années, celles de Vaillard en particulier, ont

(1) E. Sacquépée, *Soc. de biologie*, 1907.
(2) Voir, pour plus de détails, Vaillard, *Revue d'hygiène*, 1902. — Rouget et Dopter, *Loc. cit.*

suffisamment approfondi et solutionné cette question pour qu'il soit inutile d'y revenir en détail. Il est avéré que les accidents sont régulièrement survenus à la suite de la consommation de conserves insuffisamment stérilisées, ou infectées soit après leur stérilisation, soit même pendant le temps qui s'est écoulé entre l'ouverture et la consommation.

Si l'on n'a pu préciser la pathogénie exacte de ces intoxications, au moins n'est-il pas douteux qu'il s'est agi d'accidents toxi-infectieux analogues à ceux que produisent les salmonelloses, le *Proteus* ou l'entérocoque. Dans certaines boîtes mal conservées — non consommées — on a rencontré des germes divers, *Proteus, colibacilles, mesentericus*, etc., dont l'innocuité n'est malheureusement pas certaine. La prolifération de ces microbes a-t-elle suffi à rendre les viandes dangereuses ? C'est possible, probable même, mais on ne peut l'affirmer. En tout cas, les mesures prophylactiques rationnelles qui sont appliquées dans l'armée depuis 1901, comme conclusion des travaux de la Commission des Conserves, ont eu leur plein effet : car depuis lors il n'est plus guère mentionné d'accidents de cette origine. Ces mesures visent principalement à assurer le bon état de santé des animaux, la propreté des opérations, la stérilité et la bonne conservation des produits. On peut souhaiter que les mesures appliquées à l'armée se généralisent à toutes les fabriques de conserves, quelles qu'elles soient ; précaution d'autant plus nécessaire que l'évolution économique développe de plus en plus l'utilisation des produits conservés, nous acheminant vers le « siècle du fer-blanc » (Arnould).

III. — LE BOTULISME

A côté des accidents à forme gastro-intestinale, qui viennent d'être longuement étudiés, les aliments peuvent provoquer des intoxications d'un ordre tout différent : elles appartiennent au *botulisme* (1) (*Wustvergiftung, allantiasis*), et se spécifient complètement au nom de la clinique. C'est en effet une des grandes particularités du botulisme vrai que ses symptômes suffisent à le faire reconnaître ; par suite, son histoire peut se baser en partie sur des observations anciennes, à la seule condition que l'étude clinique en ait été faite d'une manière rigoureuse.

Les premiers symptômes débutent généralement au bout de douze à vingt-quatre heures (83 fois sur 124 cas rassemblés par Müller), assez souvent plus tard : jusqu'à six jours (Groenouw) et neuf jours (Böhm et Müller) ; rarement ils sont précoces : de suite après le repas, au bout d'une demi-heure (Kaatzer), d'une heure (Cohn).

D'habitude, les malades ressentent tout d'abord un malaise général, avec pesanteur épigastrique, nausées, douleurs abdominales, vomissements, et d'emblée constipation ; parfois il y a de la diarrhée à ce moment, mais au bout de deux à trois jours elle fait place à la constipation.

Les troubles les plus caractéristiques apparaissent ensuite ; ils sont les premiers en date quand la gastro-entérite du début fait défaut. Ces troubles sont nombreux, mais leur chronologie relative est variable. La constriction de la gorge amène la dysphagie, parfois le refus de tout aliment, même

(1) Consulter pour ce chapitre l'ouvrage fondamental de Van Ermengem, Contribution à l'étude des intoxications alimentaires. Gand, 1897 ; et *Archives de pharmacodynamie*, vol. III. Je lui emprunte la plupart des indications.

liquide ; le pharynx peut être insensible ; les sécrétions sont perverties, le plus souvent diminuées ou abolies, d'où la séche- resse de la bouche, la fétidité de l'haleine, etc. ; rarement elles sont augmentées (Van Ermengem, Roth). Les amygdales peu- vent se couvrir d'exsudats pseudo-membraneux, et même s'ulcérer (Du Mesnil) (1) ; la muqueuse buccale est générale- ment rouge et luisante.

Les phénomènes les plus typiques intéressent le globe ocu- laire : la pupille se dilate de manière parfois excessive, en même temps qu'il existe une paralysie de l'accommodation ; les paupières tombent (ptosis), la diplopie apparaît avec le stra- bisme, le globe oculaire est immobile : ophtalmoplégie totale. Parallèlement la vue baisse (on voit comme à travers un brouil- lard), il peut même y avoir amaurose complète. Ces symptômes oculaires, généralement bilatéraux, dirigent souvent les ma- lades vers les cliniques ophtalmologiques.

D'autres désordres du système nerveux complètent le tableau : parésies, crampes musculaires, etc. La mastication est par- fois difficile, l'acuité auditive peut être amoindrie ou abolie. Plus souvent, la respiration devient irrégulière, dyspnéique ; il existe de l'anxiété précordiale, de l'aphonie, une toux crou- pale. Les contractions cardiaques s'affaiblissent, à tel point que parfois on ne les entend plus (Senckpiehl) ; le pouls bat à 50 ou 60 par minute, faible.

Au milieu de cette évolution complexe, il existe souvent des vertiges, de la céphalée, parfois de l'insomnie ; mais il est remarquable de constater que la plupart des grands viscères demeurent indemnes (sauf parfois une parotidite terminale, une pneumonie de déglutition ou des troubles vésicaux : dysurie, strangurie), qu'il n'y a généralement pas de fièvre, et que l'intelligence reste intacte jusqu'à la fin.

La maladie peut durer quelques heures seulement ; d'ordi- naire elle se prolonge pendant plusieurs semaines. Ce sont presque toujours les troubles visuels qui disparaissent en der- nier lieu. La mort est malheureusement une issue fréquente

(1) Du Mesnil, Thèse de doctorat, Paris, 1874.

(15 à 40 p. 100 des atteintes); elle survient rapidement (en moins de vingt-quatre heures) ou, d'habitude, plus tard, dans la deuxième ou troisième semaine. Les causes de mort sont variables : consomption (la vie s'éteint comme une lampe à laquelle l'huile fait défaut, dit Kerner), coma complet, asphyxie, pneumonie de déglutition.

On voit que ce tableau, éminemment dramatique, se comporte comme un syndrome mésocéphalique aigu, intéressant la plupart des nerfs craniens. Suivant l'intensité ou la prédominance des symptômes, il évoquera le souvenir de certaines maladies nerveuses bien caractérisées : poli-encéphalite, paralysie bulbaire asthénique, ophtalmoplégie, etc.; dans d'autres cas, on pensera plutôt aux empoisonnements par les alcaloïdes, atropine, hyoscyamine, hyoscine, gelsémine (d'après Hüsemann), etc. Mais en général le diagnostic clinique peut être porté sans difficulté; il est évidemment singulièrement aidé par les circonstances étiologiques, dont il nous reste à parler.

Les malades ont tous fait usage d'un même aliment, *viande*; — cet aliment n'est jamais frais, *toujours conservé*, et la conservation est telle qu'elle a assuré l'*anaérobiose*; — l'aliment est consommé *cru*, ou tout au moins mal cuit; — *le nombre des sujets atteints est d'habitude peu élevé* (2, 5, 15, au plus 20 personnes) et souvent, parmi les consommateurs, un certain nombre restent indemnes.

Ces formules concrètes exigent quelques mots d'explication. Les aliments botuligènes sont toujours conservés ; il en est ainsi des saucissons qui empoisonnent surtout au printemps, alors qu'ils ont été fabriqués l'hiver précédent ; du jambon; des conserves de viande en boîtes, des pâtés de gibier, etc. Ces mêmes aliments ont été mis à l'abri de l'air, plongeant dans la saumure, couverts d'une couche de graisse ou d'une membrane d'enveloppe, etc. L'observation montre que jamais le produit toxique n'a été cuit sérieusement avant l'usage. Le petit nombre des atteintes tient à ce que l'altération se fait *post mortem* ; l'animal est consommé à l'état frais sans provoquer d'accidents ; parmi les morceaux conservés, certains restent indemnes alors qu'un autre morceau produira le botulisme, et seuls les quelques consommateurs du morceau toxique seront empoisonnés : tels les consommateurs d'une boîte de conserve de viande à Lorient (Du Mesnil), les consommateurs d'un seul jambon à Ellezelles (Van Ermengem), etc. Enfin, l'aliment toxique présente un aspect à peu près normal, sauf une odeur variable (odeur butyrique, odeur de poisson mal conservé, etc.), et les parties toxiques n'en occupent qu'une portion plus ou moins étendue ; le centre d'un saucisson peut être botuligène alors que la périphérie, bien cuite, ne l'est pas (observation de Kaatzer), ou bien l'altération d'un jambon est localisée à des points brillants et verdâtres, s'enfonçant dans la profondeur (Römer), etc. On conçoit facilement que, parmi les consommateurs de tels aliments, les uns puissent n'éprouver aucune atteinte, alors que d'autres seront empoisonnés.

Toutes ces particularités étiologiques s'expliquent par les propriétés du microbe généralement considéré depuis Van Ermengem (épidémie d'Ellezelles) comme étant la cause du botulisme. Le *Bacillus botulinus* est en effet un microbe strictement anaérobie, saprophyte, incapable de se développer sérieusement dans l'organisme animal, alors qu'il pullule *in vitro* dans les viandes accidentellement infectées. Il sécrète un poison très actif, la *toxine botulinique*, chimiquement analogue aux toxines tétanique ou diphtérique. C'est vers 20° à 30° que la production de toxine est au maximum ; elle est nulle à 37°, nulle par suite dans l'organisme. Expérimentalement, le microbe ou la toxine reproduisent chez l'animal (chat, pigeon, etc.) des symptômes qui rappellent singulièrement le botulisme humain.

Un des points essentiels de cette partie bactériologique consiste dans la destruction de la toxine botulinique à des températures relativement basses. La cuisson rend inoffensifs les jambons botuligènes, de même que l'ébullition détruit sûrement la toxine et qu'une température de 70°, maintenue pendant une heure, l'atténue beaucoup. Une cuisson bien faite mettra donc sûrement à l'abri des accidents, à la condition, bien entendu, de ne pas oublier que la profondeur des masses de viande n'atteint que difficilement et lentement des températures élevées.

Les faits avancés par Van Ermengem ont rarement eu l'occasion de se vérifier, vu l'extrême rareté actuelle du botulisme vrai, même dans son berceau, l'Allemagne du Sud. Römer (1), cependant, les confirme de point en point (épidémie du district d'Alsfeld), et récemment A. Fischer et Landmann (2) rapportaient l'épisode dramatique de Darmstadt (21 cas, 11 morts), survenu après l'ingestion d'une boîte de conserve de pois contaminée par des débris de viande ; à Alsfeld et à Darmstadt, comme à Ellezelles, on incrimina le *Bacillus botulinus*, et ces confirmations permettent de considérer comme vraisemblable que le microbe de Van Ermengem est la cause univoque des accidents de même ordre.

A titre d'exemples, je résume quelques épisodes.

Épidémie de Lorient (3). — On ouvre le 1er juillet une boîte de conserves de bœuf, d'origine anglaise ; la viande, consommée seulement le 6, présente le goût et l'odeur de morue salée déjà altérée. Onze consommateurs (détenus de la prison de Lorient), tous malades, l'un après une heure, les autres après huit à douze heures : sécheresse de la bouche et de la gorge, constipation opiniâtre, quelques vomissements au début; dyspnée, aphonie ; mydriase, ptosis, strabisme, etc. ; 4 décès, 2 autopsies : congestion des méninges et du cortex, injection du tube digestif.

Épisode rapporté par Kaatzer (4). — Dans une famille de trois personnes et un domestique, on consomme un boudin d'aspect parfaitement sain. On donne au domestique les parties périphériques du boudin, parce qu'elles paraissaient trop cuites et trop fumées. Le domestique resta indemne; les trois autres personnes furent malades, une mourut. — Un épisode à peu près identique est rapporté par Schröter, cité par Müller.

Épidémie d'Ellezelles (5). — En décembre 1895, à la suite d'un

(1) Römer, *Centralbl. f. Bakter.*, vol. XXVII.

(2) A. Fischer, *Zeitschr. f. klin. Medizin*, 1906. — Landmann, anal. in *Annales d'hyg. publ.*, 1905.

(3) Du Mesnil, *Loc. cit.*

(4) Kaatzer, Ueber Vergiftung durch **Wurstgift** (*Munch. med. Wochenschr.*, 1886).

(5) Van Ermengem, Contribution à l'étude des intoxications alimentaires. Gand, 1897.

banquet, quelques musiciens tombent malades vingt-quatre à trente-huit heures après avoir fait usage de jambon. Symptômes typiques du botulisme ; 3 décès. Le jambon incriminé provenait d'un animal sain, dont la viande (fraîche ou conservée) avait été en grande partie consommée sans inconvénients. A première vue, le jambon suspect paraissait en bon état de conservation, mais à la coupe, près de l'os, la viande était rougeâtre et brunâtre, visqueuse, d'odeur putride. C'est dans le jambon d'Ellezelles que Van Ermengem découvrit le *Bacillus enteritidis*.

Ichtyosisme paralytique. — Sous le nom d'ichtyosisme (1), on a décrit les accidents consécutifs à l'ingestion de poissons ; ces accidents (en dehors des phénomènes d'idiosyncrasie) se répartissent en deux groupes complètement différents : ichtyosisme gastro-intestinal (Voy. p. 57), ichtyosisme paralytique. Dans son évolution clinique, ce dernier ne se différencie pas du botulisme : on retrouve la constipation, la dyspnée, la mydriase, les paralysies oculaires, l'amaurose, les altérations des sécrétions, etc., et beaucoup d'auteurs ont insisté sur les analogies de l'ichtyosisme paralytique avec le botulisme (von Anrep, Schmidt, etc.). Von Anrep, au lendemain des premières recherches sur les ptomaïnes, découvrit dans un esturgeon toxique une ptoma-atropine très active ; Jakowlew isola le même poison. Mais la nature exacte des accidents n'a jamais été définie, et c'est au nom de la clinique et de l'étiologie générale que l'ichtyosisme paralytique doit être provisoirement rangé à côté du botulisme.

Les accidents de ce genre, assez rares en Allemagne, fréquents en Russie, surviennent après consommation de poissons divers : esturgeons, saumons, etc., généralement de forte taille. En Russie, les « poissons de Perse », pêchés dans la Caspienne ou aux bouches du Volga, sont ensuite apportés dans des ateliers de salage, dépecés, salés, enfouis quelques semaines sous terre, et enfin mangés crus ou à peine rôtis pendant le carême des Slaves. Ici encore il faut souligner la conservation, l'anaérobiose, l'absence de toxicité à l'état frais ou à l'état cru, la limitation des parties toxiques, etc.

(1) VAN ERMENGEM, Contribution à l'étude des intoxications alimentaires, 1897. — VIGNON, Thèse de Paris, 1902.

E. SACQUÉPÉE. — Empoisonn. alimentaires.　　6

IV. — CONDUITE A TENIR EN CAS D'EXPERTISE

Les produits soupçonnés d'avoir provoqué des empoisonnements alimentaires doivent être soumis à l'expertise du chimiste et à celle du bactériologiste. Le rôle du chimiste est défini et bien connu depuis longtemps, il semble inutile d'y insister; le rôle du bactériologiste, d'ordinaire prépondérant dans les expertises de ce genre, doit être précisé en quelques mots.

Il est indispensable d'agir le plus vite possible, aussi vite que le permettent les circonstances ; plus on s'éloigne du début des accidents, plus diminuent les chances d'obtenir des résultats bactériologiques de quelque valeur, en raison surtout de la putréfaction des aliments, de la disparition des phénomènes morbides chez les victimes, etc.

L'expert a besoin, pour s'orienter, de connaître l'évolution clinique sommaire des symptômes (botulisme ou accidents gastro-intestinaux), de même que leur gravité, leur diffusion, et toutes les circonstances étiologiques dont il a été question plus haut : nature des aliments suspects, leur origine, leur mode de préparation, etc.

Seront nécessairement soumis à l'expertise :

a) L'aliment suspect, s'il en reste ;

b) Des aliments de même nature et de même provenance, s'il en existe ; éventuellement les viscères des animaux ;

c) Des selles des malades ;

d) Du sérum sanguin des malades ;

e) Éventuellement, les organes des victimes.

Le sérum sanguin sera prélevé de préférence sept à dix jours après le début des accidents, en cas de maladie très courte ; il pourra être prélevé plus tard si la maladie se prolonge. Les aliments, les selles, etc., seront recueillis et expertisés le plus tôt possible.

Tous ces produits, sauf le sérum, serviront à faire d'une

part des cultures en milieux solides (aérobies et anaérobies) (1), d'autre part, des expériences chez les animaux, par
ingestion et par injection. Pour la plupart des intoxications,
les animaux de choix sont en première ligne la souris blanche,
en deuxième ligne le cobaye. Si les animaux succombent,
leurs organes seront ensemencés sitôt après la mort.

On fera une étude complète des microbes inoculés, suivant
les principes connus de la bactériologie, et sans oublier
d'éprouver l'action des sérums des malades, de même que
l'expérimentation sur l'animal.

Quant aux conclusions à tirer de l'expertise, suivant qu'on
met en cause tel ou tel agent microbien, elles ressortent de
l'étude ébauchée dans les pages précédentes. L'expertise peut
déterminer souvent quel est l'aliment toxique, et quel est
l'agent d'intoxication ; elle permet de dire que l'aliment était
vraisemblablement toxique à l'origine (empoisonnements
massifs par viandes fraîches infestées par une salmonellose),
ou au contraire que la contamination est ultérieure, accidentelle (botulisme, intoxications par le *Proteus*, etc.). Il est difficile d'aller plus loin pour le moment ; mais on conçoit que
ces quelques renseignements peuvent n'être pas sans importance.

(1) Ce n'est pas le lieu d'insister ici sur les méthodes de bactériologie qu'il y a lieu d'employer. Je rappelle simplement que les
cultures anaérobies (gélatine, agar glucosé, vers 20°) sont nécessaires pour isoler le bacille du botulisme ; les salmonelloses se
développent sur les milieux de séparation du bacille d'Eberth
(gélatine, milieux de Drigalski, d'Endo, de Löffler, etc.).

V. — PROPHYLAXIE

Il est de toute nécessité de prévenir, dans la mesure du possible, les accidents d'empoisonnements par les aliments, en particulier par les viandes, de beaucoup les plus nombreux. La consommation de viande augmente d'ailleurs de plus en plus, sous l'influence de conditions économiques diverses ; d'autre part, le courant d'idées modernes répand chaque jour davantage l'utilisation de la viande à l'état cru, ou au moins peu cuite, au nom surtout d'indications thérapeutiques parfaitement justifiées. L'accroissement constant des grandes collectivités, en nécessitant l'exode d'un bétail chaque jour plus nombreux, augmente encore le danger. Autant pour lutter contre les intoxications alimentaires proprement dites que pour combattre la diffusion des maladies transmissibles à l'homme (tuberculose, parasites divers, etc.), il faut solutionner dans tout pays civilisé le problème complexe de la prophylaxie alimentaire.

Inutile de dire qu'il appartient exclusivement aux pouvoirs publics d'édicter les mesures nécessaires et d'en assurer l'exécution ; des efforts louables ont déjà été faits dans ce but. S'ils n'ont pas toujours répondu à la bonne volonté de leurs auteurs, cela tient certainement en grande partie à l'imprécision même des desiderata des hygiénistes sur beaucoup de points essentiels. Les faits acquis à l'heure actuelle, et résumés précédemment, permettent de s'orienter dans la voie des règles à suivre. J'envisagerai surtout les viandes et, parmi elles, celles qui paraissent le plus souvent dangereuses actuellement, les viandes fraîches et les viandes travaillées.

Il a été établi que la grande majorité des accidents sont dus à l'ingestion de viandes provenant d'animaux malades, que la maladie soit ou non apparente. D'autre part, l'observation a montré de manière irréfutable que la simple inspection de la chair musculaire est pratiquement insuffisante ; *seule, l'inspection de l'animal sur pied et du cadavre entier après abatage*

est capable de donner des garanties valables, à la condition,
bien entendu, qu'on s'entoure de toutes les précautions
nécessaires. C'est là un principe absolu : aucun animal ne
doit être livré à la consommation s'il n'a été examiné
pendant la vie et *post mortem*. La visite sanitaire pendant la
vie permet de saisir certains symptômes : fièvre, fatigue, etc.,
qui caractérisent diverses maladies infectieuses, même à un
stade où ces dernières ne se traduisent pas par des lésions
appréciables à l'autopsie ; d'autre part, l'examen du cadavre
peut faire découvrir des lésions parfois profondes (tuberculose,
abcès, etc.) que ne permettait pas de soupçonner l'état de
santé apparent de la bête. Les deux étapes de la visite sanitaire
sont donc indispensables ; elles se complètent l'une l'autre.

Voyons maintenant comment cette visite se trouve réalisée
en France (1). « Les communes dans lesquelles il existe...
des abattoirs... seront tenues de préposer à leurs frais... un
ou plusieurs vétérinaires, pour l'inspection sanitaire des animaux qui y sont conduits » (art. 63 de la loi du 21 février 1898).
Par suite, dans ces communes, l'état des animaux peut et doit
être contrôlé de manière efficace, au moins pour ceux qui
passent à l'abattoir ; beaucoup de localités se conforment d'ailleurs à la loi, en ce qui concerne l'abattoir public.

Malheureusement, la question se complique immédiatement. A côté des *abattoirs publics*, il faut tenir compte, d'une
part, des abattoirs privés ou *tueries particulières*, d'autre part
des *viandes foraines*, deux éléments dont l'importance n'est
pas négligeable. En 1904, par exemple, les abattoirs parti-
culiers de la Seine ont livré 17 350 têtes de gros bétail,
18 365 veaux, 106 197 moutons, 66 555 porcs (2).

A notre point de vue, les viandes provenant de ces deux
origines (tueries particulières ou viandes foraines) doivent tout
particulièrement éveiller l'attention. Un nombre relativement

(1) Pour les renseignements généraux, voy. les excellents ouvrages
de MARTEL, DE LOVERDO et MALLET, Les abattoirs publics, vol. II, et Mau-
rice PIETTRE, *Police sanitaire des animaux et Inspection des viandes*,
fasc. XIV du Traité d'hygiène de BROUARDEL, CHANTEMESSE et MOSNY.

(2) M. PIETTRE, *Loc. cit.*, p. 339.

considérable d'entre elles sont insalubres, et il est facile de
le comprendre : expédiées de loin, ou abattues chez des par-
ticuliers, elles ont eu toutes chances d'échapper à l'inspection
sanitaire; les viandes foraines viennent de la campagne, où
la surveillance est pour ainsi dire nulle ; et cette surveillance
n'est pas facile dans les tueries particulières. Il en résulte
que, dans ces deux catégories de provenances, le nombre des
viandes malades est relativement élevé. C'est *dans ces deux
groupes que se trouvent la grande majorité des animaux
« abattus d'urgence »*, c'est-à-dire abattus *en cours de maladie*,
à une période où la saignée indispensable est encore possible,
bien que souvent incomplète. En France, les documents
font défaut pour appuyer cette assertion fondée sur le simple
bon sens. Empruntons des chiffres (1) à la Saxe où l'inspection généralisée est obligatoire depuis 1900.

PROPORTIONS.	BŒUFS.	VACHES.	VEAUX.	MOUTONS.	PORCS.	ÉQUIDÉS.
Abatages d'urgence (animaux malades).	364	9.651	2.097	589	18.156	567
P. 100 par rapport aux animaux abat- tus en état de santé.	0,85	6,28	0,49	0,26	1,76	4,95
P. 100 des abatages d'urgence dans les abattoirs publics..	0,22	0,58	0,09	0,05	0,37	4,55
P. 100 dans les autres lieux............ ...	2,49	9,37	1,12	0,80	2,88	5,63

En Saxe, pays où l'abatage est surveillé partout, le nombre
des abatages pour cause de maladie est donc beaucoup
plus élevé dans les « autres lieux » (tueries particulières) que
dans les abattoirs publics. On devine facilement qu'en France

(1) Chiffres empruntés à MARTEL, DE LOVERDO et MALLET, *Loc. cit.*,
p. 64.

les abatages d'urgence doivent être encore bien autrement fréquents chez les « tueurs » peu ou pas surveillés.

Or, il ne faut pas perdre de vue que ces abatages d'urgence sont singulièrement dangereux ; ils portent en effet exclusivement sur des animaux malades, et Van Ermengem (1) dit que, sur 112 épidémies (avec 6 000 atteintes) d'intoxications alimentaires dont il a pu trouver la relation, 103 étaient dues à l'usage de viandes malades. Les faits cités plus haut (p. 29) parlent dans le même sens.

Le danger est donc évident. On a essayé d'y obvier, dans une mesure très insuffisante. Pour les tueries particulières, après discussions, il a été décidé qu'elles sont assimilables aux abattoirs publics, en ce qui concerne le contrôle sanitaire (Cour de cassation, 7 décembre 1904 ; circulaire ministérielle du 1er novembre 1906), et par suite la surveillance doit y être exercée de manière efficace. Malheureusement, cette partie de la loi n'est guère appliquée et, d'après les inspecteurs sanitaires, elle est difficilement applicable ; car la surveillance devrait être constante, et il faudrait pour cela un personnel qui fait défaut. Le service sanitaire de la Seine a fait à cet égard tous les efforts possibles ; quelques départements ont suivi, mais dans la plupart des régions la surveillance est nulle ou illusoire.

Les viandes foraines sont plus suspectes encore, en raison de leur origine : car bien souvent elles n'ont pu être débitées sur place, pour des raisons faciles à deviner; et comme les intéressés ne veulent pas les perdre, on les expédie aux villes voisines. Bien entendu les viscères sont généralement enlevés, et avec eux les lésions anatomiques révélatrices ont disparu. L'inspection est faite à l'arrivée, c'est certain ; mais cette inspection, portant uniquement sur la chair musculaire, ne peut révéler que des altérations grossières ou des altérations de putréfaction ; elle laisse échapper les imperceptibles modifications provoquées par la plupart des maladies infectieuses du bétail, quand ces maladies ne sont pas très avancées.

A l'égard des viandes foraines, on a proposé de les exclure

(1) VAN ERMENGEM, *Bull. de l'Acad. de méd. de Belgique*, 1895.

purement et simplement des marchés ; mais cette interdiction
n'est pas réalisable au point de vue légal, parce qu'elle consti-
tuerait une « violation du principe de la liberté du commerce
et de l'industrie » (Conseil d'État, 24 mars 1899 ; Cour de
cassation, 27 janvier 1900, 26 mai 1905). Le maire n'a même
pas le droit d'établir de distinction entre la viande foraine et
la viande d'abattoir, ni de signaler la première par des dis-
positions spéciales. Comme conséquence de ces principes, la
viande d'abattoir, surveillée, se trouvait, à la suite de la loi
du 21 juin 1898 sur le Code rural, en état d'infériorité commerciale vis-à-vis de la viande foraine : « Les communes dans
lesquelles il existe des abattoirs seront tenues de préposer à
leurs frais, *sauf à se rembourser par l'établissement d'une taxe
sur les animaux amenés*, un ou plusieurs vétérinaires pour
l'inspection sanitaire des animaux qui y sont conduits. » La
viande foraine, non surveillée, échappait ainsi aux taxes
imposées aux animaux de l'abattoir ! Heureusement la loi du
8 janvier 1905 sur les abattoirs corrige en partie cette anomalie :
« Les communes possédant un abattoir public auront le
droit de taxer au maximum à 2 centimes par kilogramme
de viande nette les viandes abattues dans l'établissement. —
Il pourra être perçu par ces communes une taxe de 1 centime
au maximum par kilogramme sur les viandes foraines. »

Au moins les viandes foraines ont chance d'être traitées sur
le pied d'égalité, et par suite de ne pas se trouver « aspirées »
dans les agglomérations urbaines par des facilités fantaisistes
d'écoulement. Mais c'est encore peu de chose, et la porte leur
reste largement ouverte, au grand détriment de l'hygiène
publique ; des mesures sont nécessaires (1) pour empêcher
l'accès des viandes foraines malsaines. Celles-ci, dans les villes
qui se respectent, sont inspectées avant consommation, inspection illusoire, on l'a vu, si tout au moins les viscères ne sont
pas adhérents (examen du cadavre entier) ; il faudrait donc
exiger que tout animal abattu ne pourra être reçu dans les
villes s'il n'est entier, viscères compris. Or, le transport plus

(1) Voy. MARTEL, DE LOVERDO et MALLET, t. II, p. 169.

ou moins long est pour les viandes une source de putréfaction, d'autant plus hâtive que les viscères (abdominaux surtout) restent adhérents ; interdire l'éviscération, ce serait donc certes limiter la fraude, mais aussi faciliter la putréfaction. Si l'on voulait s'orienter dans cette voie, il faudrait d'abord organiser des *convois de viandes* (trains rapides, avec réfrigérants, etc.), suivant un plan analogue à celui qu'étudie la ville de Copenhague. Ce ne serait là encore qu'une demi-mesure. De même, la délivrance de « certificats d'origine » au lieu de provenance des animaux ne peut avoir de valeur que si l'inspection sanitaire est régulièrement assurée.

La seule solution qui apparaisse comme logique, et d'ailleurs réalisable, c'est l'*inspection généralisée.* Partout, dans les villes et dans les campagnes, à l'abattoir ou dans les tueries, devrait être mise en pratique cette prescription : « L'inspection sanitaire des viandes de boucherie doit être organisée dans tout endroit où l'on abat des animaux pour la consommation publique » (décret ministériel du 1er novembre 1904). En fait, aucun animal ne devrait être abattu sans que les autorités en soient prévenues d'avance, et sans que soit assurée la double visite sanitaire, faite sur pied et après abatage. Une fois la viande visitée à son origine, elle pourra être expédiée ; mais, arrivée à destination, il est indispensable qu'elle soit à nouveau contrôlée, car des altérations ont pu se produire pendant le trajet, surtout dans la saison chaude.

L'inspection sanitaire généralisée, obligatoire, est seule capable de donner toute sécurité. Elle est d'application facile dans les abattoirs publics, très malaisée dans les tueries particulières, plus encore à la campagne. Elle est pourtant réalisable, et fonctionne en Belgique et en Allemagne. Elle rencontre d'ailleurs des résistances, d'ordre économique, provoquées par les intérêts opposés des « forains » et des « urbains » ; c'est surtout la question de la seconde visite (au lieu d'arrivée) qui les divise. En Allemagne, une viande visitée au lieu d'abatage obtient le « Freizuzigkeit », c'est-à-dire la libre pratique définitive ; en Belgique, la deuxième visite est maintenue. Pour l'hygiène, la manière de faire belge est absolument indis-

pensable. On doit donc demander : 1° la *déclaration obligatoire*,
faite vingt-quatre heures avant tout abatage ; 2° l'*inspection
sanitaire au lieu d'abatage, sur pied et post mortem* ; 3° une
deuxième inspection au lieu d'arrivée pour toute viande expédiée.

Quel sera maintenant le *personnel* chargé d'assurer l'inspection ? Les *vétérinaires* sont tout désignés dans ce but, lorsqu'il
en existe dans la localité ; encore est-il indispensable que leurs
études préalables les aient préparés à cette fonction. Seulement, dans beaucoup de localités, il n'y a pas de vétérinaire.
On peut alors imiter les lois belge et allemande, qui confient
les fonctions d'inspecteur à des *personnes non vétérinaires*, après
s'être assuré (par des examens) que ces personnes possèdent
les connaissances indispensables ; en cas d'hésitation, l'expert
doit faire appel immédiatement au vétérinaire le plus proche.
C'est une solution, et il serait évidemment facile de dresser
rapidement ces experts subalternes dans les grands abattoirs.
Il convient toutefois de faire observer que, s'il en accepte la
charge, le *médecin* est autrement qualifié que les « non vétérinaires » pour s'acquitter du contrôle sanitaire des animaux,
à la condition, bien entendu, qu'il ait au préalable acquis les
quelques connaissances indispensables : c'est affaire d'orga-
nisation, et on ne saurait prévoir de ce côté aucune difficulté
insurmontable. Les maladies et les lésions présentées par les
animaux domestiques ne sont pas à ce point spécialisées et
différentes des maladies observées chez l'homme, que le
médecin ne puisse rapidement s'assimiler la substance vétérinaire indispensable, — indispensable tout au moins à contrôler
la salubrité des viandes, sinon à porter des diagnostics précis.

Une fois recrutés les experts, il faut déterminer *dans quels
cas la viande doit être considérée par eux comme insalubre.* La loi
allemande est très explicite à cet égard, et donne la nomenclature détaillée des maladies et des lésions qui entraînent
l'insalubrité. En France, « la chair des animaux morts d'une
maladie, quelle qu'elle soit, ne peut être vendue et livrée à la
consommation » (art. 27 de la loi de 1898 sur le Code rural). C'est
peu de chose. Pour le reste, la loi vise surtout à empêcher la
propagation des maladies contagieuses du bétail, et subsi-

diairement la consommation des viandes suspectes. Des mesures sont prescrites contre la tuberculose, la morve, le charbon, etc., et il faut y souscrire ; il n'en est pas de même pour la plupart des maladies qui provoquent les intoxications alimentaires, maladies souvent sporadiques. Ces dernières, d'après Martel, sont surtout visées par les lettres patentes du 1er juin 1782 (pour Paris et ses faubourgs) : « Les maîtres bouchers ne pourront tuer et habiller que des bestiaux sains ». On voit l'insuffisance des textes ; il est nécessaire de créer un *Code des maladies rendant la viande insalubre*, sans mettre chacun dans la nécessité de se créer à lui-même son propre code.

Dans cette nomenclature devraient être prévues les maladies dangereuses au point de vue des intoxications. Malheureusement elles sont encore assez mal connues, mal classées. Va-t-on condamner, par exemple, en totalité tous les veaux atteints de diarrhée, ou toutes les vaches atteintes de métrite ou de mammite, parce que dans nombre de circonstances les viandes des uns et des autres se sont montrées toxiques ? Ce serait imposer au commerce un sacrifice considérable, et jusqu'à présent non justifié. C'est aux vétérinaires qu'il appartient de nous fixer définitivement sur l'étiologie exacte des différentes affections du bétail, et de nous faire connaître quelles maladies doivent faire considérer telle viande comme totalement, telle autre comme partiellement insalubre. Pour le moment, je crois prématuré de décréter l'exclusion invariable et complète de toute bête atteinte de hog-choléra (porc), métrite et mammite (vache), diarrhée (veau et vache), gastroentérite (porcelet) ou d'abcès localisés (cheval, porc), etc. Dans les cas de ce genre, l'expertise devra être particulièrement complète et faire appel aux méthodes modernes de diagnostic.

Il ne m'appartient pas d'insister sur les procédés à mettre en œuvre pour pratiquer l'examen de l'animal vivant et du cadavre après ouverture. Il faut cependant signaler, parce qu'elle ne paraît pas s'être imposée jusqu'ici, au moins en France, la nécessité d'avoir recours, dans les cas litigieux, aux méthodes seules capables pour le moment de trancher les difficultés. Au point de vue des intoxications alimentaires, en raison même de l'absence de lésions appréciables du côté des muscles, et souvent même du côté des viscères, il sera toujours indiqué de contrôler l'expertise macroscopique par une *étude bactériologique sommaire* ; seule cette dernière est capable de prononcer définitivement, dans un grand nombre de cas. Il en sera ainsi pour la plupart des maladies qui viennent d'être énumérées (diarrhée des veaux, etc.). Dans les cas de ce genre, Basenau, Van Ermengem, Drigalski, etc. réclament une analyse bactériologique rapide ; il est indispensable, par suite, de créer dans tous les grands centres d'inspection sanitaire un laboratoire de bactériologie, susceptible de pratiquer les expériences nécessaires.

En ce qui concerne les maladies infectieuses en question, Basenau (1) recommande une triple épreuve : ensemencer des produits suspects et de la viande sur plaques de gélatine ; faire ingérer à un lot de souris de la viande crue ; faire ingérer à un deuxième lot de souris la même viande, portée une heure à 100°. S'il pousse des germes pathogènes (presque toujours du *Bacillus enteritidis*) sur les plaques, ou si les deux lots de souris succombent, la viande sera sacrifiée ; si les souris du premier lot succombent seules, la viande sera vendue au «Freibank» (Voy. plus loin) après stérilisation par la chaleur. On peut d'ailleurs se contenter des ensemencements, avec identification rapide des germes isolés. Ce sont là des procédés d'utilisation immédiate ; la pratique seule pourrait montrer quelle est la meilleure marche à suivre, de même que seule elle pourrait faire connaître la valeur des réactions agglutinantes du suc musculaire à l'égard des salmonelloses chez les bêtes malades, réactions signalées par de Nobelé, Babès, etc. En tout cas, il y a lieu de réclamer l'institution de ces organismes nouveaux, qu'il est même surprenant de ne pas voir installés encore à l'heure actuelle. «La création de laboratoires d'analyse (microbiologie) annexés aux stations sanitaires et aux abattoirs publics est absolument indispensable », dit justement Martel (2).

Quant au *sort ultérieur des viandes déclarées insalubres,*

(1) Basenau, *Loc. cit.*
(2) Martel, de Loverdo et Mallet, Les abattoirs publics, t. II.

comme susceptibles de provoquer des empoisonnements, il est nécessaire de les détruire, ou au moins de les rendre inutilisables. Le « Freibank » (1) est ici inadmissible, même après stérilisation par la chaleur, parce que les toxines de la plupart des *Bacillus enteritidis* résistent à l'ébullition pendant un temps fort long. Sous quelque forme que ce soit, ces viandes ne peuvent donc être consommées. La confiscation avec dénaturation (par arrosage ou injection avec huile de pétrole, essence de térébenthine, naphtaline, etc.) est un pis-aller, car on a souvent constaté des « fuites » après ces prétendues dénaturations (Moreau). Il est désirable qu'il soit procédé à la destruction (solubilisation par l'acide sulfurique, par la soude, incinération, etc.) opérée par le service même de l'abattoir.

Telles sont les mesures essentielles destinées à empêcher la circulation des viandes malades dangereuses pour l'homme. Mais la prophylaxie ne peut pas se borner à ce seul point. Une viande peut être saine à l'origine, et se contaminer ensuite, par putréfaction dite spontanée, par contact avec d'autres aliments suspects, par manipulations malpropres, etc. Il est donc non moins indispensable de procéder à l'*inspection des viandes*, comme de toutes autres denrées alimentaires, *dans les endroits de vente ou de travail*. Les boucheries et charcuteries doivent être étroitement surveillées, les dernières surtout, en raison de la complexité des préparations qu'elles débitent.

A cet égard, le Code pénal (art. 477) prescrit : « Seront saisis et confisqués... 4° les *comestibles gâtés, corrompus ou nuisibles*; ces comestibles seront détruits ». La loi du 1er août 1905 est plus explicite : « Art. 3 : Seront punis... ceux qui exposeront, mettront en vente ou vendront *des denrées servant à l'alimentation*,... des produits agricoles ou naturels... qu'ils sauront être... *corrompus ou toxiques* ». L'article 4 étend les mêmes pénalités à ceux qui seront trouvés détenteurs dans les

---

(1) Sous le nom de « *Freibank* », on désigne l'étal de basse boucherie, c'est-à-dire l'étal où sont vendues des viandes de qualité inférieure, à prix réduit naturellement (viandes d'animaux surmenés, viandes tuberculeuses après stérilisation, etc.). Très répandu en Allemagne, Autriche, Suisse, Belgique.

magasins, maisons, etc., servant à leur commerce, des mêmes
denrées « corrompues ou toxiques ». L'inspection est assurée
tant par les représentants de l'État (pour prélèvements de
saucisses, etc., non pour la viande) que par l'autorité muni-
cipale. Il importe de se montrer ici particulièrement sévère,
sans oublier que le contrôle de la viande prise en détail est
bien difficile. Il est nécessaire de veiller à la propreté minu-
tieuse des locaux, des instruments, des tables, des moyens de
transport, des mains et des vêtements du personnel, etc. Il
serait utile d'attirer l'attention des bouchers, charcutiers, etc.,
sur la nécessité d'observer les plus strictes précautions ; c'est
une partie de leur éducation qui est à faire presque entière. De
même, il est bon de se méfier des personnes qui ont souffert
récemment d'une affection gastro-intestinale, et de les tenir
éloignées de tous les locaux de vente ou de fabrication aussi
longtemps que leur innocuité n'aura pas été démontrée ; à
défaut de prescriptions légales, quelques conseils à cet égard
ne seraient pas déplacés.

D'autre part, on ne peut pas perdre de vue que les viandes
travaillées ont été souvent incriminées dans les empoisonnements alimentaires, et que, par suite, leur fabrication doit être
étroitement surveillée, surtout en ce qui concerne l'emploi,
par les charcutiers, des viandes de basse boucherie non utilis-
ables telles quelles. Les collectivités auront d'ailleurs tout
intérêt soit à proscrire purement et simplement les viandes
travaillées, soit à les fabriquer elles-mêmes.

Quant au mode de préparation culinaire, il n'y a pas lieu
d'y insister : l'ébullition prolongée est incontestablement
préférable pour se mettre à l'abri des intoxications ; elle est
même indispensable pour les aliments conservés quelque
temps à l'abri de l'air, en milieu non stérilisé au préalable
(saucissons, jambons, etc.), cette pratique seule mettant à l'abri
du botulisme. En ce qui concerne les viandes fraîches, elles
sont de plus en plus consommées à l'état cru ou peu cuit ;
il faut enregistrer le fait, et y voir une raison de plus pour
exiger un contrôle sanitaire irréprochable, effectué à la
source même, c'est-à-dire avant et sitôt après l'abatage.

En ce qui concerne les *gâteaux à la crème*, leur mode actuel de préparation expose à des contaminations éventuelles, sans veiller à la stérilisation ultérieure du produit. C'est aux corporations intéressées qu'il appartiendrait de modifier les errements suivis jusqu'ici, en assurant tout au moins un chauffage à 100° maintenu pendant cinq à dix minutes. Toute autre précaution risque de demeurer sans effet si nos pâtissiers ne réussissent pas à résoudre ce problème primordial.

Cette réforme nécessaire ne saurait d'ailleurs dispenser de veiller à la bonne qualité des divers composants mis en œuvre, particulièrement du lait et des œufs. Le lait, aussi frais que possible, sera bouilli immédiatement avant son emploi. Les œufs devront être « frais », intacts, cassés au moment même de la fabrication; il convient de s'opposer avec la dernière énergie à la diffusion dans l'alimentation des jaunes d'œufs et de l'albumine (blanc d'œuf) actuellement importés en grand pour des usages industriels; leur dénaturation s'impose comme une nécessité absolue. Les œufs conservés seront proscrits au même titre.

La fabrication terminée, il faut conserver les crèmes et produits similaires à une température peu élevée; aucun pâtissier ne devrait être autorisé à les préparer, s'il ne possède un local dont la température puisse être constamment maintenue au-dessous de 10°. L'étalage, tel qu'il se fait actuellement, constitue une pratique dangereuse pour les pâtisseries à base de crème, au moins pendant la saison chaude; il faut ou l'interdire, ou le réglementer. Enfin, même à basse température, la mise en vente ne saurait être permise au delà de deux jours de conservation. Il va sans dire que toutes les opérations seront faites avec une propreté voisine de l'asepsie.

Qu'il s'agisse de pâtisserie, de charcuterie, de boucherie, ou de toute autre profession intéressant l'alimentation, il est toujours indispensable de faire au préalable l'éducation scientifique des corporations intéressées. Les fautes contre l'hygiène alimentaire découlent presque toujours de l'ignorance, et rarement de la mauvaise foi.

TABLE DES MATIÈRES

I. — **Considérations générales**....................... 5
II. — **Intoxications gastro-intestinales**................ 9

  A. EMPOISONNEMENTS PAR LES SALMONELLOSES (VIANDES MALADES, VIANDES TRAVAILLÉES, GATEAUX A LA CRÈME, etc.).......... 9

    Étude clinique..................................... 9
    Lésions anatomiques............................... 15
    Influence des saisons............................. 16
    Étude bactériologique............................. 17
    Pathogénie.. 27
    Étude étiologique................................. 28

      Les aliments toxiques........................ 28
      Empoisonnements par les viandes fraîches....... 29
        État de l'animal......................... 29
        État de la viande........................ 35
        Quantité ingérée......................... 37
        Mode d'emploi............................ 38
        Massivité des accidents.................. 41
        Latence de la toxicité................... 43
      Empoisonnements par les viandes conservées..... 45
      Empoisonnements par les viandes travaillées..... 46
      Empoisonnements par d'autres aliments : gâteaux à la crème, légumes, poissons................. 53

    Épidémies non spécifiées, probablement dues aux salmonelloses.................................. 58
    Fièvre typhoïde et intoxications carnées: les épidémies suisses....................................... 59

  B. — EMPOISONNEMENTS PAR LE *Proteus* (*viandes avariées, pommes de terre*).............................. 65
  C. — EMPOISONNEMENTS PAR LE COLIBACILLE, L'ENTÉROCOQUE, etc. 72
  D. — EMPOISONNEMENTS PAR LES CONSERVES DE VIANDE....... 74

III. — **Le botulisme**................................ 76
    Ichtyosisme paralytique.......................... 81
IV. — **Conduite à tenir en cas d'expertise**........... 82
V. — **Prophylaxie**.................................. 84

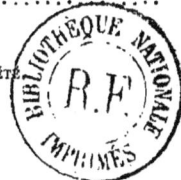

3821-08. — CORBEIL. Imprimerie CRÉTÉ

www.ingramcontent.com/pod-product-compliance
Lightning Source LLC
Chambersburg PA
CBHW060626200326
41521CB00007B/912